EDUARDO GUERRA

CONEXÕES HUMANAS:

bem-estar e qualidade de vida

1ª edição

Florianópolis
Eduardo da Silva Guerra
2014

Este livro é dedicado aos profissionais de saúde que utilizam seus conhecimentos e energia para habilitação ou reabilitação dos seus pacientes e alunos. Desejo que a maioria continue colocando seu coração na busca de um contínuo crescimento profissional e que aquilo que dizem também possa ser visto em suas vidas pessoais.

Também é dedicado àquelas pessoas que não desistiram de crescer e ser felizes, mesmo quando suas vidas aparentavam estar no fim.

SUMÁRIO

PREFÁCIO

Depois de muitos anos aprendendo e ensinando pessoas, acabei observando que existem muitas outras sedentas por informação e por direção. Com isto, um desejo de atingir mais pessoas foi crescendo dentro de mim. Mesmo entendendo que algumas das pessoas que aprendiam ensinavam outras, sentia que poderia fazer mais. Este desejo de levar informação e direção a um número maior de pessoas esbarrou em uma limitação numérica, afinal, eu era apenas um! Depois de refletir alguns anos, tomei a decisão de multiplicar os meus braços, e, a maneira que encontrei para fazê-lo foi a de iniciar o meu primeiro livro, este. Após tomar a decisão de escrever, teria que decidir se escreveria sobre esportes, líderes, organizações, projetos, etc. Mesmo sabendo que muitos outros livros virão, este seria o meu primeiro e deveria ser especial. Por isso, o livro deveria ir de encontro às principais necessidades das pessoas. Sendo assim, não tive dúvida, decidi escrever sobre o que é mais importante na vida da maioria das pessoas que é a própria **vida**. Vida que busca qualidade, bem estar, felicidade e que depende das nossas conexões com as pessoas, ambiente, mundo em que vivemos e principalmente das conexões com o nosso mundo interior.

O propósito deste livro é de servir como primeiro passo para aqueles que querem iniciar uma transformação pessoal ou de servir como passo intermediário para aqueles que já iniciaram a sua trajetória de transformação. Este livro foi escrito com muito amor pensando em você leitor. Mesmo com a distância, fico na torcida para que você supere seus desafios diários de vida. A cada derrota, não deixe de ganhar, ou seja, aprender! A cada vitória, não deixe de comemorar! Afinal, o mérito é todo seu e você merece!

A primeira parte do livro, Entendendo o Contexto, tem como objetivo levar informação sobre as conexões do mundo contemporâneo, das pessoas, do ambiente em que vivemos e de como estes três fatores se relacionam. A segunda parte, Conexões Humanas de Energia, tem como objetivo esclarecer a forma com que carregamos, utilizamos e recarregamos nossas energias. O equilíbrio entre elas faz toda a diferença. E finalizando, a terceira parte do livro, Planejando, tem como objetivo a aplicação das informações contidas nas duas primeiras partes de maneira prática.

AGRADECIMENTOS

Primeiramente, gostaria de agradecer a Deus por sempre estar ao meu lado, mesmo quando não fui capaz de estar inteiramente ao seu lado. Você é realmente especial.

Um muitíssimo obrigado a minha família e amigos pelos momentos compartilhados e pela torcida.

E a você leitor, um agradecimento especial pela parceria nesta jornada. Desejo a você muita paz, saúde, alegrias e conquistas em sua vida pessoal e profissional!

O AUTOR

Eduardo Guerra é especialista em Treinamento Desportivo de Alto Rendimento e mestre em Liderança Organizacional. Nas últimas duas décadas, desenvolveu pessoas e organizações no Brasil, Europa, Ásia e América do Norte. Seus estudos e experiência, desde 1991, o credenciam a ter um entendimento holistico sobre desenvolvimento humano, que impacta e é impactado pelo ambiente.

I. ENTENDENDO O CONTEXTO

O primeiro passo para decidir onde queremos ir é entender onde estamos e o que somos.

1. MUNDO ATUAL

Os dias, na maioria dos lugares deste planeta, são divididos em períodos com a luz natural e períodos sem a presença dela. Estes dois períodos, o dia e a noite, estão relacionados pela presença ou ausência dos raios solares. Mesmo com a ausência direta dos raios solares, em muitas noites, seus raios são refletidos na lua. Se pensarmos em beleza, realmente a lua impressiona. Se pensarmos em importância, o sol é essencial. Mesmo que os dois, sol e lua, tenham tantos adjetivos, eles não se comparam à terra, planeta em que vivemos. Planeta que não é só terra, pelo contrário, tem muita água e uma atmosfera que dão a este planeta o título de Planeta Azul. Planeta que contém uma imensa diversidade de vida e que é o lugar ideal para nós, humanos. Este lugar também é conhecido como mundo.

Mundo esse, que está inteiramente conectado, e que impactamos e somos impactados.

Atualmente, fatores como meio ambiente, economia, comunicação, segurança, energia, transporte e tecnologia estão em bastante evidência neste mundo cada vez mais globalizado e a compreensão destes fatores nos ajuda a entender melhor o contexto de constante mudança em que vivemos.

MEIO AMBIENTE

A cada ano que passa, o meio ambiente tem ocupado um maior espaço nos meios de comunicação. Isto vem acontecendo porque tem sido registrado um aumento da temperatura média do planeta, recordes de frio e calor têm sido batidos, enchentes e secas prolongadas, tempestades de neve, furacões, tornados, tufões mais intensos e frequentes, tsunamis, terremotos, extinção de espécies da flora e da fauna, desertificação, epidemias, derretimento de geleiras, aumento do nível médio do mar, entre outros. Infelizmente, a moeda paga com todo esse desequilíbrio no meio ambiente é a própria vida humana, sem contar a vida dos outros seres. Além de levar milhares de vidas todos os anos, esse desequilíbrio e suas consequências geram muito sofrimento para os que ficam. A maioria desses desastres ambientais acontecem por interferência do homem, onde suas principais causas são: a alta emissão de dióxido de carbono (CO2) através da queima de combustíveis fósseis como o petróleo, gás natural e carvão mineral, que leva a alta concentração deste gás na atmosfera gerando o efeito estufa; a poluição da água, solo e ar; o desmatamento e queimadas das florestas; a pesca predatória; a caça e o tráfico de animais silvestres; a pecuária desordenada; a não redução, reutilização e reciclagem do lixo produzido. Um dos grandes desafios do homem hoje e no futuro é e será o crescimento de forma sustentável. O mundo busca continuamente manter o equilíbrio, mesmo com todos os desequilíbrios gerados por nós, humanos. Quando esse mundo não consegue manter o equilíbrio, porque muitas vezes a nossa velocidade de destruição é muito maior do que a velocidade de reconstrução do mundo, os seres vivos, incluindo nós humanos, são os maiores prejudicados. Afinal, normalmente, colhemos o que plantamos. Quando cuidamos daquilo que não pode ser melhorado, não pioramos ou pioramos pouco! Quando cuidamos bem daquilo que pode ser melhorado, ganhamos muito!

ENERGIA

A energia do mundo é constante e necessária para a realização de toda e qualquer atividade. Atividades que organizam ou desorganizam só acontecem com a utilização de energia. A energia pode ser obtida, armazenada, mobilizada e utilizada. Existem várias manifestações de energia que se transferem de uma forma de energia para outra. Mesmo com toda a transferência, a energia total permanece inalterável.

O crescimento da população mundial e a atividade industrial global cada vez maior fazem com que as necessidades energéticas também sejam potencializadas. Com a crescente necessidade energética, países com maior capacidade e produção se destacam pelo poder político e econômico. Esta busca dos países pelo poder muitas vezes leva a conflitos e guerras. Comandantes desses países, na maioria das vezes, não levam em consideração a saúde do planeta e das pessoas que aqui habitam, mas sim, as suas próprias necessidades de poder que muitas vezes não correspondem à vontade da maior parte da população de seus países. Estamos vivendo um momento em que todos no planeta sofrem consequências da utilização desequilibrada da energia suja, ou seja, energia nuclear, do carvão, de grandes hidroelétricas e principalmente a energia que provém do petróleo. Em contrapartida, bons líderes de algumas nações e muitas organizações de pessoas têm procurado transformar esse cenário, não só pelas consequências ambientais que sofrem, mas, principalmente, pela consciência de cuidado com o futuro do planeta e de seus seres vivos. Esta conscientização tem mobilizado muitas pessoas e algumas nações na busca da utilização racional da energia suja e na ampliação da utilização da energia considerada limpa, ou seja, energia que provém de pequenas hidroelétricas, da energia solar, da energia eólica, entre outras boas ações. Existe um movimento crescente global de pessoas que apenas adquirem produtos de empresas e nações que respeitam o meio ambiente, o que inclui a boa utilização de energia. Infelizmente, alguns países não utilizam sua energia apenas para fins pacíficos. Essa utilização ou vontade de utilização negativa da energia gera muita tensão entre as nações, sejam elas democracias ou regimes autoritários. O futuro das nações depende muito das pessoas que ocupam cargos de liderança, cargos estes que estão ocupados pela vontade de um povo ou pelo uso de força e intimidação de seus comandantes. Escolher bem o líder da sua nação não apenas impactará a sua vida e a vida das pessoas em seu país, como também pode impactar a vida de todas as outras pessoas neste mundo.

Na segunda parte deste livro, abordaremos o assunto energia mais uma vez, porém o enfoque será direcionado à energia humana.

ECONOMIA

A atual economia mundial está dividida em dois grupos de países. O primeiro grupo está relacionado àqueles países que acreditam que é fundamental proteger as suas organizações utilizando subsídios, que são recursos do próprio governo, com objetivo de melhorar a competividade internacional de seus produtos e serviços. Esse grupo protecionista também impõe taxas de importação acentuadas. Porém, estas taxas acentuadas impedem que o consumidor final perca a oportunidade de adquirir produtos com valor mais baixo em virtude de não existir competividade. O objetivo principal dessas nações é a manutenção do emprego e da atividade industrial em seus países. Já o segundo grupo acredita que o livre comércio entre as nações traz benefícios mútuos, tanto para o exportador quanto para o importador.

Essas duas formas de visão da economia leva a batalhas políticas bastante intensas. Frequentemente, mas nem sempre, as relações de comércio entre os países seguem a lógica, onde seria natural importar recursos escassos e exportar recursos abundantes, afinal, alguns países priorizam a exportação sem se preocupar com a disponibilidade desses produtos no mercado interno, que acaba sofrendo com a escassez e consequentemente com o aumento dos valores desses produtos. A economia mundial é algo bastante amplo e complexo, porém podemos simplificar dizendo que países com uma economia saudável são aqueles que conseguem atender com qualidade seu mercado interno e ainda ter superávit comercial, ou seja, exportar mais do que importar. Também é fundamental ter um sistema financeiro estável e com uma boa proteção em relação ao capital especulativo. A economia mundial está totalmente conectada e em constante transformação. Transformação e conexão, que resultam na alteração do ranking dos países mais poderosos, que fazem alguns países emergir e outros perder suas posições de liderança, que extinguem profissões e criam novas, que geram desemprego e crise em uma região e emprego e prosperidade em outra, e que levam pessoas e organizações a procurar melhores oportunidades em lugares diferentes, fazendo com que organizações locais tenham um crescimento da diversidade cultural interna, além do crescimento do número de multinacionais. Crises econômicas mundiais afetam de forma diferenciada as nações, onde alguns países são tremendamente impactados e outros com economia saudável sofrem um impacto menor. Mesmo assim, esses países que são menos afetados podem ter setores com grandes dificuldades nos momentos de crise. Isso acontece porque a economia mundial é um sistema inteiramente interconectado. Com toda a sua velocidade de mudança, a economia gera muitas incertezas e tem um grande impacto na vida das pessoas.

SEGURANÇA

No mundo contemporâneo, o assunto segurança ocupa um grande espaço nos meios de comunicação. Não apenas hoje, mas também no futuro, esse assunto sempre terá grande espaço e importância. Segundo a hierarquia de necessidades de Abraham Maslow, as pessoas, após terem as suas necessidades fisiológicas básicas supridas, como fome, sede, sono, sexo, excreção e abrigo, têm no item segurança a sua maior prioridade. As nações investem cada vez mais no item segurança, principalmente na proteção territorial, de suas riquezas e de suas populações. Normalmente, o investimento é feito em armas que destroem e não constroem. Mesmo com bilhões de dólares investidos ao redor do mundo, a insegurança parece não dar trégua. Isso sem contar que, muitas vezes, a insegurança vem das pessoas que normalmente seriam responsáveis pela segurança de uma nação, como é o caso de tiranos que estão em posições de liderança em suas nações, que impedem a liberdade de ir e vir de seu povo, que calam e que eliminam pessoas da face deste planeta simplesmente por não concordarem com o sistema de governo e por buscarem o direito à liberdade. Estes comandantes negativos conseguem gerar medo e terror, dentro e fora dos limites territoriais. Muitas guerras e conflitos internos graves, como as guerras civis, acontecem pela busca insana do poder político e econômico. A insegurança também está presente em outras situações, como na violência urbana, em crimes virtuais, na violência da direção irresponsável que mata e deixa sequelas em milhares de pessoas todos os dias, no desemprego ou o medo dele, em perder os recursos materiais adquiridos durante toda a vida, na responsabilidade de proteção familiar e até a insegurança em relação à própria saúde. A insegurança do presente pode gerar uma insegurança ainda maior no futuro. Para que esse quadro de insegurança seja cada vez mais reduzido é necessário a existência e o surgimento de novos líderes em todos os níveis da sociedade atual. Líderes reais levam seus seguidores pelo caminho do bem, com a intenção de que a organização de pessoas a que pertencem atinja resultados verdadeiramente positivos.

TRANSPORTE

Desde o início até hoje, o principal papel do transporte é o de diminuir o tempo de locomoção entre duas localidades transportando pessoas e recursos. Esse fator foi fundamental para a descoberta de terras desconhecidas e a população delas. Sempre serviu e ainda serve para levar ao mercado local ou externo o que temos em abundância e trazer aquilo que nos é escasso. Além de ajudar a suprir as nossas necessidades básicas, também transporta os nossos sonhos e a busca por novas oportunidades. Não podemos esquecer que o transporte também leva guerra e traz dor.

Cada vez mais, o transporte cresce em capacidade, qualidade e em velocidade. Só para ter uma ideia, no passado, a capacidade máxima do transporte marítimo era de uma ou poucas pessoas, hoje é possível ver um navio de turismo transportar mais de 4.000 pessoas e além dessa capacidade, contar com suítes luxuosas, piscina, áreas de recreação exclusiva para crianças, academia de ginástica, grandes salões de show, cinema, restaurantes, shopping, cassino, etc. A velocidade de veículos terrestres que no passado necessitavam de tração animal atualmente é considerada baixa, se compararmos com os carros disponíveis para compra de consumidores comuns que ultrapassam os 300 quilômetros por hora; isso sem contar que um veículo terrestre especial já superou os 1200 quilômetros por hora. Nem mesmo o gênio Santos Dumont, pai da aviação, poderia imaginar que em um único mês, janeiro de 2010, existiriam mais de 290 milhões de poltronas disponíveis em aviões ao redor do mundo em mais de 2.35 milhões de voos agendados.

O transporte tem cada vez mais um importante papel na diminuição das distâncias entre as pessoas, mercados e nações.

COMUNICAÇÃO E TECNOLOGIA

A comunicação e a tecnologia são interconectadas e interdependentes no mundo de hoje, mas muitas vezes são confundidas como uma coisa só. Para simplificar, podemos dizer que a comunicação é o envio e o recebimento de uma mensagem e a tecnologia é a ferramenta responsável por potencializar esta comunicação e também é a ciência responsável para que muitos objetivos industriais e comerciais sejam alcançados. O homem utiliza muitos meios de comunicação para transmitir e receber mensagens, esses meios podem ser a linguagem falada, escrita e até corporal, sendo transmitida de forma presencial ou não. O inglês é considerado o idioma universal no mundo contemporâneo e foi fundamental para comunicação e aproximação entre os povos, principalmente após o surgimento da internet. A língua inglesa se tornou pré-requisito em muitas organizações ao redor do planeta, mesmo em países que não tinham este idioma como língua nativa. Isso aconteceu porque muitas organizações precisavam expandir seus mercados, em um momento que os Estados Unidos lideravam a economia mundial. Mesmo com o forte crescimento econômico de nações como a China, o inglês continua sendo o principal idioma, independente se negócios forem feitos entre países que não têm este idioma como primeira língua, ele permanece universal por ter sido pioneiro em um momento importante da globalização. A rede internacional de computadores, também conhecida por internet foi a principal responsável pela explosão da globalização, que influenciou e continua a influenciar milhões de pessoas ao redor do mundo. A internet é uma grande rede interconectada de computadores existente no mundo, responsável por conectar pessoas, organizações e nações de maneira global. Foi criada em 1969 com o propósito de manter a comunicação através de mensagens de texto entre as autoridades americanas mesmo em caso de uma guerra nuclear durante o auge da guerra fria. A primeira experiência aconteceu com quatro computadores nos estados da Califórnia e Utah que ajudavam a troca de informações militares entre algumas autoridades. Em 1972, essa rede já contava com quase 40 computadores e a comunicação não mais estava restrita a assuntos militares. Nessa época o e-mail começou a conquistar seu espaço. Próximo ao início dos anos noventa, os militares deixaram de controlar a antiga internet e em 1992 foi criada a ISOC (Sociedade da Internet) que passou a utilizar o padrão *www.* com abertura para a utilização de qualquer civil, e, consequentemente, começou a crescer intensamente. Só para termos uma ideia deste crescimento, no final de 1995 já existiam 16 milhões de usuários e dezessete anos depois, na metade de 2012, este número ultrapassaria 2.4 bilhões de usuários, que correspondia a aproximadamente um terço da população mundial. Os cinco países com mais acessos atualmente são: China, Estados Unidos, Japão, Índia e Brasil. O princípio fundamental da internet é a liberdade. Hoje ela possibilita a comunicação entre pessoas através de textos, áudio e vídeo; jogos virtuais em tempo real; filmes são assistidos; compras virtuais de inúmeros produtos e serviços são realizados; relacionamentos são iniciados e encerrados; antigos amigos são encontrados; aulas de idioma são realizadas; sites e blogs são construídos; conferências de negócios acontecem todos os dias; movimentações bancárias são feitas; cirurgias são executadas; eventos esportivos são transmitidos em tempo real; sem contar que é a maior biblioteca do mundo podendo ser acessada através de qualquer dispositivo eletrônico, independente do tamanho, que tenha acesso a essa imensa rede. Tudo isso está disponível 24 horas por dia nos sete dias da semana durante todos os dias do ano. Mesmo que outros meios de comunicação tenham perdido um bom espaço para a internet, ainda conseguem conviver lado a lado porque muitas vezes se completam. É lógico que a segurança não é completa, como também não era antes dela existir. Sem dúvida nenhuma, este fenômeno chamado internet com toda a sua liberdade e por estar completamente interconectada revolucionou o mundo contemporâneo e mudou o comportamento das pessoas com extrema velocidade.

A tecnologia não serviu apenas para aprimorar os instrumentos de comunicação (e.g., a televisão, o rádio, o telefone, a internet, etc.), mas também para melhorar o transporte, a segurança, a energia, o cuidado com o meio ambiente, a economia, entre outros. A cada dia, os computadores, aparelhos responsáveis por receber, processar e entregar informação, se tornam menores, com maior capacidade e velocidade. No início, eram computadores imensos, com pouca capacidade e extremamente lentos. Isso sem contar os softwares, que são programas de computador, que eram enormes e pouco funcionais. A cada dia que passa, uma nova tecnologia é inventada trazendo consigo inovações que fazem brilhar os nossos olhos e que muitas vezes limpam nossos bolsos. Porém, pouco tempo depois, já está ultrapassada e com um valor bem longe daquele que encontramos inicialmente. Aparelhos cada vez mais integrados, ou seja, telefones com GPS, celulares com tocadores de música, computadores de mão com mapas e fotos de todas as ruas de diversas cidades no mundo, relógios com comunicação em vídeo e áudio, e muitas vezes, todas estas combinações de funções são encontradas em um único aparelho. Cada vez mais esses aparelhos se tornam mais acessíveis e consequentemente acabam se tornando o próximo a ser adquirido. Esta corrida para ter o último lançamento nem sempre traz benefícios, afinal, muitas vezes, é pago um preço alto por algumas funções que não precisamos e que inúmeras vezes não sabemos mexer nem com manual. É comum ver pessoas que adquirem a mais nova tecnologia hoje e que amanhã já se sentem atrasadas ou tristes porque compraram algo apenas por impulso e não por necessidade. Por outro lado, a tecnologia também tem trazido diversos outros benefícios aos humanos e uma das áreas que mais evoluíram foi a medicina. O uso equilibrado da tecnologia nos ajuda muito em nossas vidas pessoais e profissionais e o desequilibrado nos impede de crescer como seres humanos. Nenhuma máquina pode ser comparada com a complexidade, perfeição e beleza humana, mas deve sim servir para cuidar bem de nós mesmos.

A explosão da globalização que aconteceu no final do século XX é principalmente o resultado da evolução da comunicação e da tecnologia. Esses dois importantes temas do mundo atual, se utilizados de forma racional só nos trarão benefícios.

Tão importante quanto entender onde estamos, que vimos neste capítulo, é entender o que somos, que veremos um pouco no próximo capítulo.

2. SERES HUMANOS

ESTRUTURA E FUNÇÕES

O ser humano é um ser único. Mesmo com os mais de seis bilhões de pessoas existentes na face da terra, não é possível encontrar nenhum indivíduo igual ao outro. Podemos até encontrar pessoas parecidas, mas quando nos aproximamos, vemos que elas não são iguais, seja na aparência física ou na forma com que enxergam o mundo. Ao observar com cuidado essas pessoas que aparentam ser iguais acabamos surpreendidos com a grande quantidade de diferenças.

O ser humano é um conjunto de sistemas que juntos representam uma estrutura ímpar, ou seja, formam um ser único. Os sistemas do corpo humano são: sistema esquelético, sistema muscular, sistema nervoso, sistema circulatório, sistema respiratório, sistema digestivo, sistema urinário, sistema genital, sistema endócrino e sistema tegumentar. O sistema esquelético consiste em ossos e cartilagens que formam algumas estruturas capazes de proteger órgãos vitais (e.g., cérebro e coração) e também capazes de articular movimentos através de suas alavancas. Existem 206 ossos no corpo humano. O sistema esquelético também é responsável por dar forma e suporte ao corpo. O sistema muscular é o conjunto dos músculos esqueléticos que movimentam as alavancas do sistema esquelético. Estes dois sistemas em conjunto com o sistema nervoso são responsáveis pelos movimentos dos seres humanos. O sistema muscular também tem um papel importante na execução de funções corporais vitais. O sistema nervoso é subdividido em sistema nervoso central, localizado dentro da cavidade craniana e do canal vertebral, e em sistema nervoso periférico, localizado fora do sistema nervoso central. O sistema nervoso é constituído principalmente por neurônios, células que recebem, processam e enviam informações no corpo humano, e por células gliais, que são responsáveis pela sustentação, revestimento e defesa dos neurônios. O sistema nervoso em conjunto com o endócrino, correlacionam ajustes e reações dos órgãos em relação às condições corporais internas e do ambiente. Também no sistema nervoso, as memórias são armazenadas, pensamentos são gerados, emoções são associadas, decisões são tomadas, estímulos motores são enviados, etc. O sistema circulatório é constituído pelo sistema cardiovascular, coração e vasos sanguíneos, e pelo sistema linfático, que são os órgãos que produzem e transportam a linfa e os fluidos do corpo. O sistema circulatório é responsável pelo transporte de oxigênio, hormônios, nutrientes e substâncias químicas necessárias para o funcionamento normal dos órgãos. Equilibra a temperatura corporal e ajuda a manter o equilíbrio da água e de eletrólitos do corpo. O sistema respiratório é constituído pelas vias aéreas e pelos pulmões. É responsável pela troca de gases entre a atmosfera e as células do corpo humano, ou seja, este sistema é o principal responsável pela produção de gás carbônico e consumo de oxigênio. O sistema digestivo é composto pelo tubo digestivo e glândulas anexas. Os órgãos deste sistema têm a função particular de ingestão, digestão e absorção dos alimentos. Estes órgãos incluem a boca, dentes, língua, faringe, esôfago, estômago, intestinos e as glândulas salivares, pâncreas, fígado e vesícula biliar. O sistema urinário é composto por dois rins, dois ureteres, uma bexiga urinária e uma uretra. Este sistema é responsável por excretar substâncias desnecessárias e prejudiciais, como toxinas, resíduos metabólicos das células, etc. Também tem como funções: o controle da composição e do volume do sangue, regulação do pH e da pressão sanguínea, além do transporte, armazenamento e eliminação da urina. O sistema genital também é conhecido como sistema reprodutor. O sistema reprodutor feminino é constituído por dois ovários, duas tubas uterinas que também são conhecidas como trompas de Falópio, um útero, uma vagina, uma vulva, já o masculino é constituído por dois testículos, pelo pênis, pelo escroto, pelas glândulas anexas que são a próstata, vesículas seminais e glândulas bulbouretrais, e pelas vias espermáticas que são o epidídimo, canal deferente e a uretra. Este sistema é responsável por perpetuar a espécie através do ato sexual e seu funcionamento depende de estímulos nervosos e físicos. O sistema endócrino ou hormonal é constituído pelas glândulas sem ducto e órgãos que produzem hormônios. O sistema endócrino e o nervoso são os dois principais sistemas de controle do corpo e suas funções estão inter-relacionadas. Os hormônios regulam o crescimento, o desenvolvimento, e ajudam a adaptação do corpo ao estresse físico e psicológico. Sua principal preocupação é regular as atividades metabólicas. O sistema tegumentar é constituído pela pele, anexos da pele e pela hipoderme. A pele é o maior órgão do corpo humano. Esse sistema é responsável pela proteção contra microrganismos e lesões mecânicas, também serve como um isolante térmico contra o frio e calor, onde a transpiração é um dos mecanismos para este isolamento, além de conter receptores sensoriais capazes de aferir a dor, temperatura, toque e pressão.

O resumo das estruturas e funções dos sistemas que observamos no parágrafo anterior, mostra a complexidade do ser humano. Onde esses sistemas estão interligados e são interdependentes. Quanto mais profundo o estudo sobre o ser humano é, mais complexo ele fica mesmo buscando as similaridades. Consequentemente, ao se estudar a individualidade de uma pessoa e as diferenças em relação às outras, seremos levados a uma viagem infinita que nos trará grandes descobertas e também poderemos nos deparar com grandes dúvidas. Quanto mais conhecemos o nosso corpo e mente, mais perto estaremos do conhecimento das nossas necessidades e do cuidado que devemos ter com nós mesmos.

JORNADA DE VIDA

Normalmente o ciclo natural de vida está relacionado com uma sequência de fases que se inicia no nascimento, passa pelo crescimento, amadurecimento, reprodução e envelhecimento, e se encerra na morte. Essa é a sequência lógica, mas nem sempre isso é verdade, afinal, o fim do ciclo, que é a morte, pode ocorrer em qualquer fase. Além de tudo, um ciclo deve ser considerado quando existe um reinício, porém não nascemos duas vezes e um filho biológico ou adotado é uma nova vida. Sendo assim, não abordaremos a vida como um ciclo, mas sim como uma jornada.

A jornada de vida se inicia na formação do embrião e pode se encerrar a qualquer momento. Podemos dizer que a vida é igual a uma festa, onde tem a hora certa para iniciar, mas nunca sabemos a que horas vai terminar. Entre o início e o término da jornada, existem as fases do crescimento, da estabilização e do declínio. Estas três fases estão relacionadas ao envelhecimento, afinal quando perguntamos a idade de uma pessoa, estamos perguntando cronologicamente, quanto tempo mais velha ela está em relação ao seu nascimento. Consequentemente, envelhecemos desde o dia que nascemos. Com o avanço da medicina e a conscientização de muitas pessoas, essas três fases pertencentes ao envelhecimento podem ter e muitas vezes têm, mais qualidade. Durante muitas décadas, o envelhecimento não tem sido visto com bons olhos, mas se mudarmos a nossa forma de ver a vida, veremos que estamos no meio de uma festa e que estamos aqui para ser felizes, independente da duração da festa.

Acredito que a vida e o envelhecimento são sinônimos, onde o significado de ambas palavras é positivo, mesmo quando enfrentamos desafios diários.

Após o início da jornada de vida, que é a formação do embrião, entramos na primeira fase do envelhecimento, chamada crescimento. Crescer significa aumentar, podendo estar relacionado com tamanho, volume ou intensidade. Inicialmente, quando o ser humano está no útero, recebe calor, nutrientes, segurança, começa a receber as primeiras informações sobre o ambiente e interagir com ele. É no útero que os seres humanos têm o seu primeiro contato social, isso comprova que a nossa jornada de vida terá a presença de pelo menos uma pessoa, ou seja, em essência somos seres sociais. A primeira pessoa que temos contato é a principal responsável por suprir todas as nossas necessidades nestes primeiros meses de vida, que inicialmente acontece no útero. Esta relação de dependência total que nos permite percorrer os primeiros passos de nossa jornada em segurança, é feita com alguém muito especial, também conhecida como mãe.

Depois de crescermos no útero, chega a hora de crescer fora dele, mas para isso acontecer é necessário passar por uma porta chamada parto. Se observarmos com cuidado, podemos notar que as palavras porta e parto têm igualmente cinco letras, as mesmas consoantes e vogais em número igual, e estas duas palavras apenas diferem entre si em relação à ordem das letras. Ao refletir sobre estas duas palavras, cheguei a conclusão que, as fases de crescimento, estabilização e declínio que fazem parte da nossa jornada de vida contêm muitas portas e que as decisões por qual porta passar são tomadas inicialmente por outras pessoas, na sequência em parceria entre o indivíduo e uma ou mais pessoas, e depois ele é o único responsável pelas próprias decisões. Uma das mais importantes portas, se não for a principal porta de nossas jornadas é o parto. Ao passar por esta porta, o ser humano se depara com um mundo imensamente maior do que o outro que ele já conhecia e dominava. A partir desse momento, a necessidade de crescimento em uma maior velocidade se torna fundamental frente às novas dimensões do mundo. O nosso crescimento depende da nossa herança genética, do nosso estilo e hábitos de vida, da nossa interação com os ambientes e as pessoas, da nossa alimentação, entre outras coisas. A fase de crescimento é compreendida pelo aumento da estatura, do comprimento e espessura dos ossos e músculos, da capacidade respiratória e cardíaca, consequentemente da força, velocidade e resistência, da capacidade de memória, da associação de nossas emoções com novos fatos da nossa vida diária, do entendimento espiritual, da aquisição de novos valores, do senso de vocação, do conhecimento de novas pessoas e dos sentimentos associados destas interações, do conhecimento da fauna e flora ao nosso redor e da sua importância, entre outros exemplos. No crescimento, os seres humanos ampliam suas possibilidades físicas, cognitivas, emocionais e espirituais. Logicamente, cada uma dessas possibilidades tem velocidade própria, no entanto, elas se influenciam mutuamente porque estão interconectadas. Essa influência não acontece apenas na fase de crescimento, mas também nas fases de estabilização e declínio. A desnutrição, a falta de higiene, as infecções, a falta ou excesso de estímulo motor e cognitivo, as doenças hereditárias e adquiridas, o descanso escasso, o estresse, algumas tipos de lesão, entre outros são alguns exemplos de fatores que interferem negativamente no crescimento.

Depois do crescimento, a segunda fase do envelhecimento é a de estabilização. Esta fase está localizada entre o fim da fase de crescimento e o início da fase de declínio. Atingimos esta fase quando existe uma pequena estabilização das nossas funções físicas, cognitivas, emocionais e espirituais. Não necessariamente a estabilização dessas funções acontece ao mesmo tempo, mas sem dúvida elas interferem de forma positiva e negativa entre si. Alcançar a estabilização não necessariamente representa atingir o topo, afinal a estabilização pode acontecer antes, por limitações que nos são impostas, podemos citar doenças como um exemplo, pela falta ou excesso de estímulo externo, e o que é pior, muitas vezes não chegamos ao nosso ápice por não nos permitirmos seguir crescendo. Esta fase intermediária de envelhecimento, a de estabilização, normalmente é a mais curta das três e poderia também se chamar de fase de transição. Mesmo sendo menor do que as outras duas, esta fase requer grande atenção, pois é o início do declínio, e boas decisões tomadas nesta fase suavizam e oferecem mais qualidade a fase seguinte.

Depois de passar pelo crescimento e pela estabilização, entramos na terceira e ultima fase do envelhecimento, chamada de fase de declínio. É a fase onde podemos despencar do penhasco ou escolher um caminho alternativo e suave que nos permita apreciar a vista com qualidade, de maneira tranquila, alegre e agradável. A escolha em percorrer este caminho que nos proporciona qualidade nesta fase da vida deveria ser feita nas fases anteriores, que são a de crescimento e de estabilização. O quanto antes esta decisão for tomada e iniciado o cuidado pessoal, menos agressiva e mais positiva será esta fase. Mesmo estando em queda livre, sempre é possível abrir o paraquedas antes do fim da nossa jornada de vida. Lógico que, decisões tardias reduzem nossos benefícios. Ao contrário do crescimento onde os nossos números aumentam, na fase de declínio eles diminuem. Nesta fase perdemos massa óssea, os nossos músculos se tornam mais fracos e menos velozes, a nossa memória já não é a mesma, nos sentimos mais sozinhos, temos mais limitações para nos locomover, a velocidade de raciocínio se torna diminuída, o nosso organismo já não tem a mesma velocidade de recuperação em relação a nossa juventude, o nosso coração já está mais fragilizado, a nossa capacidade pulmonar diminui, o processo de morte celular fica mais acelerado, algumas pessoas se tornam menos tolerantes, outros avessos ao aprendizado, deixamos cair objetos com mais frequência, etc. Não necessariamente todos estes fenômenos acontecem de uma só vez, pois isso vai depender da sua genética e do estilo de vida que teve nas fases anteriores. Essas diminuições dos níveis atingidos anteriormente não necessariamente se iniciam ao chegarmos a uma idade avançada. Por isso é importante estarmos atentos às transformações do nosso corpo e mente, além de manter os exames clínicos em dia, com o objetivo de não sermos surpreendidos por mudanças repentinas. Uma das principais preocupações humanas, independente da fase em que estas pessoas se encontram, está relacionada à expectativa de vida, ou seja, qual a quantidade de anos que possivelmente vão viver.

Segundo a CIA [(1)], a expectativa de vida no ano de 2009 e a classificação de alguns países no mundo eram: (1)Macau 84.36; (2) Andorra 82.51; (3) Japão 82.12; (4)Singapura 81.98; (5) Hong Kong 81.86; (6) Austrália 81.63; (7) Canadá 81.23; (8) França 80.98; (9) Suécia 80.86; (10) Suíça 80.85; (11) San Marino 80.81; (12) Israel 80.73; (13) Islândia 80.67; (14) Anguilla 80.65; (15) Ilhas Cayman 80.44; (16) Bermuda 80.43; (17) Nova Zelândia 80.36; (18) Itália 80.20; (19) Mônaco 80.09; (20) Listenstaine 80.06; (32) Alemanha 79.26; (36) Reino Unido 79.01; (49) Estados Unidos 78.11; (70) Emirados Árabes Unidos 76.11; (104) Líbano 73.66; (108) China 73.47; (123) Brasil 71.99;

(132) Iran 71.14; (161) Índia 66.09; (162) Rússia 66.03; (212) África do Sul 48.98; (216) Nigéria 46.94; (221) Moçambique 41.18; (224) Angola 38.20;

A qualidade é tão ou mais importante do que a quantidade de anos em nossa jornada de vida.

As jornadas de vida das pessoas têm sido maiores do que no passado, porém se colocarmos lado a lado as pessoas que têm hábitos saudáveis ao lado daquelas que não têm, teremos a igualdade da idade cronológica, mas uma grande diferença em relação à idade biológica.

O desenvolvimento deve ocorrer em todas as fases das nossas jornadas, ou seja, buscando melhorar sempre e subindo um degrau por vez, sem tirar o foco da qualidade e em tudo o que é mais importante em nossas vidas.

A jornada de vida pode se encerrar em qualquer fase, seja ela no crescimento, estabilização ou declínio. A morte é o momento onde as luzes da festa da vida são apagadas. Muitas vezes o término da jornada é antecipado, isto acontece com frequência em virtude do estilo de vida que muitos escolhem. Além do sofrimento, que muitas vezes é resultado de hábitos de risco, em muitas situações a antecipação do término da jornada de vida poderia ser evitada.

Os principais riscos que lideram a mortalidade pelo mundo são (1) pressão arterial alta, que é responsável por 13% das mortes no mundo, (2) fumo com 9% das mortes, (3) alta taxa de glicose sanguínea com 6%, (4) sedentarismo com 6%, (5) sobrepeso e obesidade com 5%. Estes cinco itens são responsáveis pelo aumento do risco de doenças crônicas como doenças do coração, diabetes e câncer [(2)].

O alcoolismo, fumo, pressão arterial alta, taxa de massa corporal alta, colesterol alto, taxa alta de glicose sanguínea, baixa ingestão de frutas e vegetais, e o sedentarismo são fatores de risco responsáveis por 61% das mortes por doenças cardiovasculares. A redução da exposição a esses oito fatores de risco pode aumentar a expectativa de vida em aproximadamente cinco anos.[(2)]

Além do ganho na expectativa de vida, menos exposição a esses fatores de risco também melhoram a qualidade de vida e o bem-estar durante a jornada das pessoas.

Um total de 10.4 milhões de crianças morreram em 2004, a maioria em países de baixa e média renda. Uma estimativa de 39% destas mortes, 4.1 milhões, foram causadas pela deficiência de micronutrientes, por subpeso, pela amamentação deficiente e por riscos ambientais preveníveis [(2)].

Em países pobres as principais causas de morte estão associadas a infecções, parasitas e complicações durante a gestação, parto e primeiros anos de vida. Nos países desenvolvidos, os problemas associados a infecções têm taxas bem reduzidas quando comparamos as taxas de países pobres; nesses países as principais causas de morte estão relacionadas a doenças não contagiosas, como doenças cardiovasculares e o câncer. Isso mostra que a renda, a educação e o saneamento básico são os que mais influenciam em um primeiro momento, porém em um segundo, os hábitos de vida se tornam os que mais influenciam em relação à longevidade e qualidade da jornada de vida.

OBSTÁCULOS

Durante a jornada de vida, existem e existirão inúmeros obstáculos na busca por quantidade e principalmente qualidade de vida. Normalmente, obstáculo é algo que tenta diminuir o nosso ritmo ou até impedir a nossa progressão, mas acima de tudo, eles existem para serem superados. Conhecer um obstáculo nos ajuda a traçar estratégias de defesa e de superação, por isso vamos ter uma básica noção de cinco dos muitos obstáculos que temos. São eles: (1) doenças cardiovasculares; (2) câncer; (3) alta taxa de glicose sanguínea; (4) sedentarismo; (5) sobrepeso e obesidade.

Doenças Cardiovasculares

Atualmente, as doenças cardiovasculares são a maior causa de morte no mundo. Seus principais fatores de risco são: a hipertensão, o colesterol alto, o diabetes, o estresse emocional, a obesidade e o tabagismo.

A hipertensão arterial transforma a estrutura das artérias, aumentando assim os riscos de acidentes vasculares encefálicos, infarto do miocárdio, insuficiência cardíaca e renal, entre outras doenças. Mesmo em pessoas que normalmente têm taxas de pressão arterial adequadas e até aquelas com níveis abaixo do ideal, podem desencadear estas doenças caso a pressão arterial atinja níveis altos. A dieta com muito sal, o álcool, o sedentarismo e a obesidade são responsáveis pelo aumento da pressão arterial, e os efeitos desses aumentos se acumulam em nossa jornada de vida. Nos países desenvolvidos e em desenvolvimento, a pressão arterial é mais alta do que o ideal na maioria dos adultos. São atribuídos à pressão arterial alta, 51% dos acidentes vasculares encefálicos (AVE) e 45% das mortes por doença cardíaca isquêmica [(2)].

A alta taxa de colesterol sanguíneo é um dos principais responsáveis por mortes através de doenças cardiovasculares. Quando as taxas de colesterol total e as de LDL estão altas, acabam levando a formação e aglomeração de placas de gordura em nosso sistema circulatório, o que também é conhecido como arteriosclerose. A arteriosclerose dificulta a passagem normal do sangue pelo sistema circulatório e o seu impacto é maior quando associado ao fumo, sedentarismo, pressão alta e ao estresse emocional. As pessoas que fumam, têm nove vezes mais chances de desenvolver arteriosclerose do que as que não fumam. O LDL, que significa lipoproteína de baixa densidade e também é conhecida por colesterol ruim, pode se elevar por influência genética ou por dieta rica em alimentos gordurosos de origem animal, ou seja, dieta com gordura saturada. A arteriosclerose pode contribuir com a elevação da pressão arterial, pode causar trombose, eleva o risco de enfarte e do acontecimento de um acidente vascular encefálico (AVE). Quando a arteriosclerose está em nível elevado, o tratamento indicado é a desobstrução, onde o Angiologista é o profissional indicado para diagnosticá-la e tratá-la. O ideal é evitar este quadro, afinal a prevenção é o melhor de todos tratamentos. Os valores desejáveis para o colesterol em adultos devem ficar abaixo de 200 mg/dl no colesterol total, abaixo de 130 mg/dl para o LDL, acima de 40 mg/dl para o HDL e abaixo de 200 mg/dl para o triglicérides. Deve-se ter atenção especial ao triglicérides quando os valores do colesterol total e do LDL estiverem altos. A prevenção da arteriosclerose é feita através da diminuição dos níveis do LDL e do colesterol total, e do aumento dos níveis do HDL, que significa lipoproteína de alta densidade e que também é conhecida por colesterol bom. Estas alterações das taxas acontecem com a mudança dos hábitos alimentares, que neste caso significa evitar a ingestão de gordura animal e investir na vegetal, evitar frituras, não fumar, diminuir o estresse, controlar a pressão arterial e para completar a mudança de estilo de vida, também devemos investir em uma rotina de atividade física.

O diabetes e a obesidade, que aqui também aparecem como fatores de risco de doenças cardiovasculares, serão abordadas abaixo respectivamente nos itens: “alta taxa de glicose sanguínea” e “sobrepeso e obesidade”.

O estresse emocional é outro fator de risco no desenvolvimento de doenças cardiovasculares. Mas ele também pode contribuir com o aparecimento ou agravamento de alguns tipos de câncer, úlceras e gastrites, entre outras doenças. O estresse não é considerado uma doença, mas sim uma reação orgânica que pode desencadear uma série de doenças. O estresse acontece fruto de uma sobrecarga física ou emocional acima dos nossos padrões de normalidade. O estresse pode ter fatores estressores internos ou externos, pode ser causado pela depressão ou pela ansiedade, por relacionamentos pessoais ou profissionais, pela dieta, pelo sono, entre outras razões. Em um mundo com tantos desafios e mudanças, o estresse negativo está cada vez mais presente na vida das pessoas, gerando alterações negativas relacionadas à saúde física e psicológica. Essas alterações trazem muito prejuízo às vidas das pessoas e é sem dúvida um importante fator de risco no desenvolvimento de doenças, incluindo as cardiovasculares. A nossa saúde física e psicológica, por estarem conectadas, afetam-se mutuamente em todos os momentos da nossa jornada de vida. O estresse negativo tem sempre um impacto agressivo sobre a nossa saúde e ele se torna ainda mais potente quando está na companhia do sedentarismo, do estilo de vida e de dietas desequilibradas. Este desequilíbrio nos transforma em máquinas potentes de toxinas, onde somos os maiores prejudicados.

O tabagismo é um dos principais inimigos a serem batidos nos dias de hoje, pois é extremamente nocivo para quem fuma e também para as pessoas que estão ao redor, que também são conhecidos como fumantes passivos. O fumo não apenas é um grande fator de risco para doenças cardiovasculares e respiratórias como câncer de pulmão, infarto do miocárdio, acidentes vasculares encefálicos e muitas outras doenças, mas também tem uma grande influência social. A nicotina, além de ser uma das substâncias tóxicas do cigarro entre as mais de 4.700, também causa dependência. Muitas ações têm sido realizadas ao redor do mundo na tentativa de diminuir o consumo, alguns aumentaram os impostos sobre esse produto, outros proibiram comerciais de televisão, outros criaram leis impedindo o uso em ambientes fechados como restaurantes, shoppings centers, voos em aeronaves comerciais, ônibus, etc. Mesmo com todas as ações realizadas na proibição, taxação e educação, ainda é pouco quando comparamos o tamanho deste inimigo. Segundo a Organização Mundial de Saúde, "o tabaco é responsável por 18% das mortes em países de renda alta. O tabaco sozinho é responsável por 71% das mortes por câncer de pulmão ao redor do mundo" (2). Isso sem contar que ele contribui e muito com o câncer de boca, laringe, faringe, esôfago, estômago, colorretal, colo do útero e alguns outros. Na gestação, o fumo é extremamente nocivo e cruel com o feto, podendo afetar seus pulmões, cérebro e coração. Muitos bebês nascem com estatura e peso abaixo do normal, isso sem contar que a criança tende a ter dependência química do cigarro e riscos altos de má formação. Já na fase da amamentação, mesmo a mãe não fumando na presença da criança, quando ela amamenta ela repassa boa parte da nicotina de seu organismo para a criança através do leite materno. O fumo não combina em nada com a longevidade e nem muito menos com qualidade de vida. O sofrimento de fumantes em seus últimos anos de vida é algo indescritível e intolerável.

Os benefícios de largar o cigarro são imediatos e aumentam dia a dia. Os que lucram com quem fuma, veem o fumante como um número, nunca como alguém importante. O autor deste livro já perdeu muitas pessoas próximas para o cigarro e tão ruim quanto perder foi ver o sofrimento dessas pessoas queridas, por isso, se você fuma e o espelho ainda não te disse, vou te dizer que você não é um número, muito pelo contrário, você é especial e importante para muitas pessoas. Pense nisso!

Câncer

Câncer é o aumento de células anormais que ocorre fora de controle no organismo. Esse aumento acontece pela divisão dessas células anormais e que foi iniciado a partir de uma única célula cancerosa. O agrupamento dessas células cancerígenas de crescimento desordenado e descontrolado em um órgão do organismo também é conhecido como tumor maligno. O câncer pode ser hereditário ou em sua maioria o câncer pode ser adquirido. Quando essas células cancerosas de um órgão passam a atingir e substituir células sadias em outros órgãos foi iniciado um processo chamado de metástase, que é o grande responsável pela maioria das mortes por câncer. Em resumo, metástase significa que o câncer se espalhou no organismo, não ficando assim restrito a apenas um órgão. A velocidade do desenvolvimento de um câncer é diferente de pessoa pra pessoa e sua agressividade também varia de acordo com o tipo de câncer.

Atualmente, quase 15% das mortes no mundo são por câncer e os cinco principais tipos responsáveis por este elevado percentual são: (1) câncer de pulmão; (2) câncer de estômago; (3) câncer de fígado; (4) câncer colorretal; (5) câncer de mama. Entre os homens, os tipos mais frequentes em mortes por câncer são: (1) câncer de pulmão; (2) câncer de fígado; (3) câncer de estômago; (4) câncer colorretal; (5) câncer de esôfago. Entre as mulheres, os mais comuns são: (1) câncer de mama; (2) câncer de pulmão; (3) câncer colorretal; (4) câncer de colo do útero; (5) câncer de estômago.

A ordem da mortalidade por tipos de câncer no mundo, citada anteriormente, pode ser diferente quando comparada a ordem da mortalidade por tipos de câncer de um específico país.

Segundo o site do Hospital AC Camargo, "uma em cada três mulheres e um em cada dois homens têm, teve ou terá câncer" (4).

Os casos de câncer pelo mundo tendem a se multiplicar com o passar dos anos; infelizmente a obesidade e o fumo contribuirão muito com esse crescimento, normalmente essas e outras causas estão relacionadas com o estilo de vida.

Com sintomas ou sem, é importante manter nossos exames em dia, principalmente se o câncer está presente em nosso histórico familiar ou se nos expormos a fatores de risco como fumo, sedentarismo, infecções (e.g., o HPV), obesidade, alto consumo de bebidas alcoólicas, exposição ao sol sem proteção e em horários não indicados, alimentação desequilibrada, etc. Algumas vezes, o nosso organismo nos envia sinais de alerta, também conhecidos como sintomas, que colaboram com o entendimento que existe algo errado conosco.

Tosse e rouquidão por semanas, limitações de movimento, diminuição da visão, cansaço, grande perda de peso sem explicação, febre, aparecimento de nódulos, alterações na pele, mudanças de hábitos intestinais ou urinários e a dor, muitas vezes significam um estágio avançado desta doença. Além disso, feridas que não cicatrizam, sangramento vaginal, dificuldade para engolir, entre outros sintomas, são sinais de alerta que devemos procurar um médico para que ele diagnostique ou descarte a presença do câncer ou de qualquer outra doença. O diagnóstico do câncer é feito através do exame clínico, exames de sangue, imagens e biópsia [4].

Os tratamentos mais utilizados no tratamento do câncer são a cirurgia, radioterapia e quimioterapia. Hoje temos muito mais casos de câncer porque vivemos mais e estamos mais expostos a fatores de risco do que antigamente. Sendo assim, à medida que ficamos mais velhos, as possibilidades do diagnóstico do câncer são aumentadas. O câncer não aparece do dia pra noite, ele pode demorar alguns ou muitos anos para aparecer e se desenvolver. Por outro lado, pode ser que ele nunca apareça. Nunca se teve tanto sucesso no tratamento dessa doença, mas para isso, o diagnóstico precoce é fundamental para o sucesso do tratamento. Por isso é importantíssimo não ignorar os primeiros sinais e não adiar um visita ao médico. Uma boa parte das mortes por câncer poderia ser evitada, principalmente porque independem de fatores hereditários, porém dependem sim da qualidade dos nossos hábitos de vida. O melhor tratamento começa pela prevenção, que deve ser adotada por toda jornada de vida. A prevenção passa por manter os exames clínicos e laboratoriais em dia, pela alimentação saudável, pelo sexo protegido que evita o HPV, pela atividade física, por não fumar, por evitar a exposição à fumaça do cigarro como fumante passivo e a poluição do ar em altos níveis, por controlar a ingestão do álcool e pelo controle do peso corporal.

Alta Taxa de Glicose Sanguínea

Alta taxa de glicose sanguínea, hiperglicemia, também é conhecida popularmente como alta taxa de açúcar no sangue e é um risco para pessoas com diabetes ou não. Segundo a Organização Mundial de Saúde, "a genética tem um papel importante em levar indivíduos a se tornarem resistentes à insulina. Pessoas com alta resistência a insulina são consideradas como tendo diabetes. Mesmo os indivíduos com hiperglicemia que não têm diabetes também têm maiores riscos de ter doenças cardiovasculares. No mundo, 6% das mortes são causadas por hiperglicemia, onde 83% destas mortes ocorrem em países com baixa e média receita. Glicose sanguínea aumentada é a causa de todas as mortes por diabetes, 22% de doença cardíaca isquêmica e 16% de acidentes vasculares encefálicos" [2].

O conhecimento e o tratamento do diabetes servem não apenas para controlar a glicemia, mas também para salvar e proporcionar qualidade de vida a muitas pessoas. O diabetes acontece com a nenhuma ou insuficiente produção de insulina pelo pâncreas para o metabolismo da glicose. A insulina tem papel hipoglicemiador, ou seja, é responsável por diminuir as taxas de glicose sanguíneas quando elas estão altas. Ela é responsável por ajudar o organismo a utilizar e armazenar energia, além evitar complicações em sua saúde. Existem dois tipos principais diabetes: o diabetes tipo 1, também conhecido como diabetes insulinodependente e que em sua maioria é de origem genética; e o diabetes do tipo 2, também conhecido como diabetes não insulinodependente e que atinge cerca de 95% das pessoas com diabetes. Pessoas com altas taxas de glicemia, como indivíduos com diabetes do tipo

2, podem apresentar urina excessiva, fome constante, perda de peso, mudanças de humor, fadiga, náuseas, vômitos, sede exagerada, estarem mais suscetíveis a adquirir infecções (e.g., micoses). Já quando esses indivíduos tomam medicamentos que reduzem muito a glicemia ou ficam longos períodos sem comer, podem sentir tremores, transpirar acima do normal, sentir tontura, confusão mental, fome, etc. Em alguns casos quando esta glicemia se mantém baixa por muito tempo pode levar a perda de consciência e ataques epiléticos. A obesidade, principalmente aquela que acumula maior quantidade de gordura ao redor da cintura quando comparada ao resto do corpo, é um fator extremamente agravante do diabetes do tipo 2. Isso acontece porque a insulina tem dificuldade de se difundir no tecido adiposo, não permitindo assim a diminuição da glicemia e consequentemente fazendo com que o pâncreas produza mais insulina, ou seja, acaba existindo uma sobrecarga do pâncreas. Essa combinação de gordura corporal e diabetes aumenta de forma expressiva as possibilidades das pessoas que têm esse perfil em desenvolver doenças cardiovasculares. Muitas vezes indivíduos se tornam diabéticos por estarem acima do peso, entretanto, se investirem em uma dieta com restrição de carboidratos e emagrecerem, podem ser curados. A hiperglicemia por longos períodos pode levar a alterações no funcionamento dos rins; diminuição da visão podendo até causar a cegueira; formação de arteriosclerose podendo levar ao infarto do miocárdio, acidentes vasculares encefálicos, tromboses, etc; podendo causar inchaço e lesões de pele no pé, como feridas e úlceras; além de disfunções dos nervos responsáveis pela função urinária, sexual e digestiva.

O tratamento do diabetes do tipo 2 pode muitas vezes ser feito apenas com exercício e dieta, porém em outras vezes pode ser necessário a combinação de exercícios, dieta, medicamentos e a utilização de insulina. Exames periódicos devem ser feitos e em alguns casos esses exames devem ser diários para a verificação do sucesso ou não do tratamento. O controle da glicemia da mãe com diabetes do tipo 2 durante a gestação colabora para que o bebê tenha uma menor possibilidade de ter diabetes do tipo 2 quando chegar à fase adulta.

O pré-diabetes, também conhecido como intolerância a glicose, pode ser considerado quando a taxa de glicemia se encontra entre 100 e 125 mg/dl observada em uma dosagem realizada após um jejum mínimo de oito horas. Valores acima de 126 mg/dl são suspeitos de diabetes, porém é confirmado com duas amostras em dias diferentes que resultam neste valor ou superior. O diagnóstico do diabetes também é confirmado em amostras sem jejum com valores acima de 200 mg/dl. A glicemia normal se encontra entre 70 e 99 mg/dl.

Sedentarismo

Atualmente, a falta de atividade física é responsável por mais de três milhões de mortes ao redor do mundo. Além da mortalidade, o sedentarismo é um dos principais responsáveis por doenças cardiovasculares, diabetes, obesidade, câncer (e.g., colorretal e mama), hipertensão, osteoporose, depressão, ansiedade, distúrbios lipídicos, etc. A maioria dos adultos em países desenvolvidos são sedentários e infelizmente grande parte das crianças também são, comprometendo muito a saúde destas novas gerações no presente e principalmente no futuro.

Normalmente uma criança sedentária será um adulto sedentário e o contrário também é verdadeiro, afinal uma criança ativa normalmente será um adulto ativo. Cabe aos pais, aos educadores e aos governos a responsabilidade inicial da criação do hábito da atividade física nas crianças. Mesmo que o jovem ou o adulto não tenha sido uma criança ativa e que governos não incentivem a atividade física, o indivíduo pode e deve reverter esse quadro independente de ter incentivo externo ou não, afinal a qualidade das nossas jornadas de vida no presente e no futuro depende das nossas decisões. Decisões sobre se mover ou não também fazem parte de nossas jornadas.

Sobrepeso e Obesidade

Com o passar dos anos, houve uma mudança de cenário, onde no passado as pessoas tinham maiores riscos de adquirir doenças infecciosas; atualmente, de adquirir doenças crônicas. No mundo contemporâneo, as pessoas morrem mais por doenças relacionadas com o sobrepeso e a obesidade do que com o subpeso. Para o futuro, a tendência é de aumento do número de pessoas com sobrepeso e obesidade na maioria dos países do mundo, principalmente nos desenvolvidos.

A alimentação inapropriada e principalmente o sedentarismo são responsáveis por esta grande quantidade de pessoas que estão acima do peso ideal no mundo contemporâneo.

O índice de massa corpórea (IMC) é o padrão utilizado ao redor do mundo para determinar a categoria em que adultos se encontram em relação ao seu peso. O IMC não deve ser utilizado para crianças. A fórmula do índice de massa corpórea é: IMC = (peso / (altura x altura)). Portanto, para acharmos o nosso índice de massa corpórea utilizamos a seguinte sequência:

[1] Multiplicamos a nossa altura em metros por ela mesma; (e.g., 1,72 metros de altura x 1,72 é igual a 2,958 m^2)

[2] Dividimos o nosso peso pela nossa altura em metros quadrados; (e.g., 77,5 Kg / 2,958 m^2 é igual a 26,200 Kg/m^2)

Se o nosso IMC for de 17 a 24, o nosso peso é considerado normal. De 25 a 29 estamos acima do peso. De 30 a 40, estamos obesos. 41 ou mais, é considerado obesidade mórbida. Portanto, no cálculo feito no exemplo acima, significa que o IMC de 26 é considerado estar com sobrepeso.

O Índice abdômen/quadril é outro que pode ser utilizado para determinar a obesidade. Ao dividirmos a medida do abdômen em centímetros pela medida do quadril, poderemos considerar obesidade central se o valor for maior do que 0,80 para mulheres ou maior do que 0,95 para homens. A obesidade central, também é conhecida como obesidade abdominal, visceral ou andróide.

O sobrepeso crônico leva à osteoartrite, que é uma importante causa de incapacidade motora. O risco de ter doença coronariana, AVE e diabetes tipo 2 crescem consideravelmente com o aumento da massa corporal. Como também aumentam os riscos de câncer de mama, colorretal, próstata e de outros órgãos. A obesidade também é responsável por doenças pulmonares e por gerar dificuldade em respirar, por alterações menstruais, por dificultar a locomoção, por sobrecargas emocionais, etc.

Atualmente, muitas pessoas com obesidade, principalmente a mórbida, optam por cirurgias de estômago e alcançam sucesso inicial. Entretanto, muitas não mantêm seus bons resultados porque não deram e não dão atenção especial à atividade física e a dieta. Não existe mágica para chegar e manter o peso ideal, mas existe disciplina associada a uma dieta equilibrada e atividade física frequente. Podemos dizer que o segredo do controle do peso é manter a qualidade e a quantidade do que ingerimos em relação à energia necessária as nossas tarefas diárias. O melhor tratamento da obesidade é a prevenção, ou seja, a mudança do estilo de vida antes de atingir níveis de gordura corporal acima do ideal pode salvar vidas, trazer bem-estar, qualidade de vida e ainda evitar o risco de uma cirurgia. A prevenção começa com a consciência de que somos os principais responsáveis por aquilo que queremos ser e ter. O autocuidado é a chave para resultados positivos em nossa jornada de vida interior e exterior.

3. CONECTANDO AS CONEXÕES

O meio ambiente, a energia, o transporte, a economia, a segurança, a comunicação e a tecnologia são fatores de extrema importância no mundo contemporâneo que é tremendamente influenciado pelo homem, algumas vezes de maneira positiva e outras negativas. Ao mesmo tempo, o homem sofre as consequências e colhe os benefícios da sua ação. O mundo em que vivemos está em constante transformação. Todos os fatores citados e outros estão conectados, por isso a saúde de um fator impacta os outros e a prosperidade ou a crise em uma região deste planeta impactam as outras. A velocidade das mudanças no mundo atual muitas vezes gera caos, insegurança, medo, incertezas sobre o futuro, crises financeiras e emocionais, escassez de tempo, stress; mas por outro lado, mudanças podem nos trazer benefícios, oportunidades, esperança, alegrias e podem inspirar líderes em diversos níveis da sociedade a serem agentes de transformação positiva do mundo em que vivemos. No mundo contemporâneo existem oportunidades e ameaças, que continuarão existindo no futuro. Influenciamos o mundo e somos influenciados por ele. Essa mútua influência acontece porque estamos conectados ao mundo, ou seja, somos parte dele e vice-versa.

O ser humano é um conjunto de sistemas que juntos representam uma estrutura ímpar, isto é, formam um ser único. Ao observar com cuidado, pessoas que aparentam ser iguais, acabamos surpreendidos com a grande quantidade de diferenças entre elas. Muitas vezes, as diferenças podem ser notadas na aparência física, outras em suas emoções, mas principalmente, muitas diferenças podem ser notadas na maneira com que enxergam o mundo. Quanto mais profundo o estudo sobre o ser humano é, mais complexo ele fica, mesmo buscando as similaridades. É impressionante como cada indivíduo é formado por diferentes sistemas que contêm diferentes funções e mesmo assim trabalham em conjunto, sempre visando o melhor desempenho do organismo como um todo. Esse perfeito funcionamento ocorre porque sistemas e funções estão interconectados. Essas estruturas são responsáveis pelo movimento, proteção, suporte, sensibilidade, por receber e processar informações, por responder, revestir, equilibrar temperatura, armazenar e utilizar energia, associar emoções a eventos, alimentar, restaurar, eliminar e regular nosso organismo como um todo. Em resumo, o ser humano é constituído de sistemas que estão interligados e são interdependentes, que por sua vez em conjunto tem como função principal: manter o bom funcionamento do organismo. Quanto mais nos conhecemos, mais entendemos as nossas necessidades e a importância do cuidado de nós mesmos.

Estamos todos em uma jornada de vida que se iniciou na formação do embrião e pode se encerrar a qualquer momento. A vida é como uma festa, sabemos quando começou, mas quase sempre não sabemos quando vai terminar. Entre o início e o término da jornada, envelhecemos. A cada 24 horas ganhamos um presente de Deus, chamado dia. O ser humano está vivendo mais do que antes. Tão ou mais importante do que ter uma longa jornada de vida, é a qualidade e o bem-estar durante este percurso. Normalmente, o envelhecer, ou seja, o ganhar dias de presente, tem três fases: crescimento, estabilização e declínio. A vida e o envelhecimento são sinônimos. Os únicos responsáveis pela qualidade de nossas jornadas somos nós mesmos. O importante é lembrar que estamos no meio de uma festa e que estamos aqui para ser felizes, independente de quanto a festa dure. Somos seres sociais e a nossa jornada de vida sempre cruzará com a jornada de outras pessoas. O mundo externo sempre influencia o nosso mundo interno e vice-versa. Antes mesmo de nascer, já nos relacionamos com a nossa mãe, influenciando e sendo influenciados pelo ambiente uterino. Mesmo vivendo antes do parto, a nossa idade cronológica só passa a ser contada após dele. A desnutrição, a falta de higiene, as infecções, a falta ou excesso de atividade física e mental, as doenças hereditárias e adquiridas, o descanso escasso, o estresse, alguns tipos de lesão, etc, são alguns exemplos de fatores que interferem negativamente no crescimento. A fase de estabilização está localizada entre o fim da fase de crescimento e o início da fase de declínio. Atingimos esta fase quando existe certa estabilização das nossas funções físicas, cognitivas, emocionais e espirituais. Não necessariamente a estabilização destas funções acontece ao mesmo tempo, mas sem dúvida elas interferem de forma positiva e negativa entre si. A fase de declínio, que é a ultima fase do envelhecimento, pode ter sua velocidade reduzida e suavizada. A qualidade dessa fase depende das nossas decisões tomadas nas duas fases anteriores, afinal as fases do envelhecimento estão conectadas. Mesmo em queda livre, ainda é possível abrir o paraquedas e ter resultados positivos, ou seja, nunca é tarde. O ideal é que importantes decisões relacionadas com o cuidado pessoal sejam tomadas o quanto antes.

A jornada de vida das pessoas, também conhecida como festa, tem previsões ou expectativas cada vez maiores em relação ao tempo de vida. Entretanto, muitas vezes as luzes da festa se apagam antes da hora. Normalmente isso acontece em virtude do estilo de vida que muitas pessoas escolhem. Doenças cardiovasculares, câncer, alta taxa de glicose sanguínea, sedentarismo e sobrepeso/obesidade são as principais causas de morte no mundo atual. Na maioria das vezes estas causas de morte estão inter-relacionadas. Além da jornada poder ser encerrada antes da hora, também pode existir sofrimento por um período longo neste percurso de vida, o que consequentemente interfere na qualidade e no bem-estar dessa jornada. O fumo, o sedentarismo, o sobrepeso e a obesidade, a alimentação desequilibrada, a falta de controle da pressão arterial e da taxa de glicose sanguínea, são os grandes vilões do encerramento antecipado e da baixa qualidade de muitas jornadas de vida. O stress, a ansiedade e a depressão também influenciam negativamente a qualidade e a duração de nossas jornadas.

As emoções afetam o nosso corpo e nossos pensamentos, da mesma forma que o nosso corpo afeta nossos pensamentos e emoções, e que também nossos pensamentos afetam nosso corpo e emoções. Somos indivíduos com partes que se relacionam entre si. O nosso mundo interior influencia e é influenciado pelo mundo exterior, que é representado pelos ambientes e as pessoas ao nosso redor. Com o mundo exterior e interior em constante transformação, é fundamental escolher caminhos que nos permitam trilhar a nossa jornada de vida com qualidade e pelo maior tempo possível. Algumas vezes escolhemos caminhos errados por falta de informação, outras vezes não percorremos caminhos certos por falta de motivação. Portanto, é fundamental ter autoconhecimento e entendimento do que nos traz benefícios e prejuízos no mundo. Com todas estas mudanças e influências externas e internas, é importantíssimo saber armazenar, utilizar e recarregar nossas energias.

II. CONEXÕES HUMANAS DE ENERGIA

A principal forma para o ser humano armazenar energia é a nutrição, para utilizar é o movimento e para recarregar é o descanso.

Solicito à leitora ou ao leitor, que da página 69 até a 74, escreva com um lápis todos os eventos que acontecem em três dias consecutivos. Para cada evento, inicie com uma letra correspondente a inicial de (N)utrição, (M)ovimento ou (D)escanso, depois coloque o horário de início, depois o evento, e entre parênteses se achar necessário coloque algum comentário adicional. Sempre que realizamos um relatório, criamos espaço para reflexão e para tomada de decisões futuras. Na próxima página, temos um exemplo com algumas informações, porém no seu relatório, coloque todas as informações que achar necessárias, todas serão importantíssimas.

Exemplo: **DIA 1 – SEGUNDA – 22 ABRIL**

(M) 0200 – Cheguei em casa depois da balada e tomei banho

(N) 0212 – Tomei água (250 mL)

(D) 0215 – Comecei a dormir (apaguei por 5 horas)

(M) 0715 – Pulei da cama com o despertador, fiz xixi, escovei os dentes e me arrumei (Estou acabado e de mau humor)

(N) 0735 – Tomei uma xícara de café (100 mL)

(M) 0740 – Dirigi até o trabalho (por 40 min)

(M) 0825 – Comecei a trabalhar (sentado na frente do computador por 4 horas sem levantar)

(N) 1230 – Almoço=2 colheres cheias de arroz, 1 de feijão, 2 de batata frita, 1 filet a parmegiana, 1 café 60 mL (Ufa! Almocei em 10 minutos! Estou estufado!)

(M) 1400 – Voltei ao trabalho (mais 4 horas de computador! Estou com sono e o trabalho não rende)

(N) 1600 – 1 pacote de bolacha recheada x (500Kcal)

(M) 1810 – Voltei pra casa de carro (2 horas de transito)

(N) 2020 – Uma latinha de cerveja pra relaxar (85 Kcal) e um cheeseburger (300 Kcal)

(M) 2030 – respondi e-mails e rede social (por 3 horas)

(M) 2330 – Banho, xixi, escovei os dentes

(D) 2340 – Fui pra cama (Dormi mal por 6 horas)

DIA 1 – Dia da semana: Data: / / .

DIA 1 – Continuação

DIA 2 – Dia da semana: Data: /   /   .

DIA 2 – Continuação

DIA 3 – Dia da semana: Data: / / .

DIA 3 – Continuação

Com o seu relatório pronto, vamos continuar a falar sobre energia. Se ainda não terminou o relatório, continue escrevendo os novos eventos enquanto lê os próximos capítulos.

4. NUTRIÇÃO

A energia transferida pelo sol, ar, terra e outras fontes, aos animais e plantas, nos é repassada quando os ingerimos. Essa energia armazenada com sabedoria é fundamental para que os seres humanos a utilizem como fonte energética, fonte para formação e reconstrução de tecidos do organismo, e também para tantos outros processos fundamentais para a jornada de vida das pessoas.

DIGESTÃO

Para que possamos armazenar energia dos animais e vegetais ingeridos, é necessário existir um processo chamado digestão, que é responsável por converter o alimento em substâncias químicas, que chegarão à corrente sanguínea e que então serão levadas até as células do nosso corpo. A digestão começa na boca com a mastigação e termina nos intestinos. O que não é absorvido é eliminado.

As calorias e os nutrientes são dois importantes atributos dos alimentos. Uma caloria é a medida de calor necessária para elevar a temperatura de um mililitro de água em um grau centígrado. Por se tratar de uma unidade muito pequena, a caloria, na maioria das vezes, é representada por quilocaloria, Kcal. Uma quilocaloria corresponde a mil calorias. Cada alimento contém pelo menos um tipo de nutriente. Os nutrientes são divididos em macronutrientes e micronutrientes. Os micronutrientes são os minerais, as vitaminas e a água. Já os macronutrientes são os carboidratos, as proteínas e as gorduras ou lipídeos.

FIBRAS

Mesmo não sendo consideradas nutrientes, as fibras estão presentes em alimentos de origem vegetal e têm um papel fundamental em nosso organismo. Elas não são absorvidas e não fornecem energia, mas são importantes para um bom funcionamento do intestino e são grandes parceiras do nosso organismo no controle e/ou prevenção do diabetes, obesidade, doenças cardiovasculares, câncer colorretal, etc. As principais fontes de fibras são as frutas, cereais, legumes e verduras. Porém, a ingestão de fibras em excesso pode atrapalhar na absorção de minerais, causar diarréia, flatulência e dor abdominal. As fibras são divididas em solúveis e insolúveis. As fibras solúveis são dissolvidas na presença de água e fermentam-se formando um líquido responsável pela proteção do intestino e por retardar o esvaziamento do estômago. Sendo assim, as fibras solúveis mantém a sensação de saciedade por um tempo prolongado. As fibras solúveis podem ser encontradas em diversas frutas, hortaliças (e.g., ervilhas, feijão) e cereais (e.g., aveia, arroz integral). Já as fibras insolúveis não são dissolvidas na presença de água, não são fermentadas, mas ajudam na formação do bolo fecal. Podemos encontrar fibras insolúveis em farelos de trigo, nozes, amêndoas, frutas e hortaliças com casca, etc. Alguns alimentos podem conter os dois tipos de fibras em sua constituição.

MINERAIS

Minerais vindos da alimentação são substâncias importantíssimas para o organismo humano. Estes elementos inorgânicos podem vir tanto de alimentos de origem animal como vegetal. Os seres humanos têm dois tipos de elementos minerais presentes em seu corpo: (1) elementos-traços ou oligoelementos; (2) elementos principais. Os elementos principais representam a maior parte do material inorgânico do organismo humano e são eles: cálcio, magnésio, sódio, potássio, fósforo, enxofre e cloro. Os elementos-traços são: ferro, iodo, cobre, zinco, manganês, cobalto, molibdênio, cromo, flúor e selênio. Os minerais têm funções estruturais, funcionais e reguladoras e são importantíssimos no equilíbrio entre o que é destruído e construído no organismo humano.

Cálcio é encontrado no leite e derivados, clara e casca de ovo, salmão, sardinha, pó de ostra, folhas verde-escuras, cebola, feijão, batata-doce, pão integral, frutas oleaginosas e em algumas frutas cítricas. Quase todo cálcio presente em nosso corpo se encontra nos ossos e dentes. Além de ser componente básico dos ossos, também é muito importante na transmissão de impulsos nervosos, na coagulação sanguínea, na contração muscular, na função antialérgica e desintoxicante. Sua deficiência causa atraso no crescimento, raquitismo e osteoporose.

Fósforo está presente em quase todos os alimentos, por isso a sua deficiência na dieta é algo bem difícil de acontecer. Esse elemento é encontrado em carnes em geral, gemas de ovos, peixes, leite e derivados, feijão, repolho, cebola, couve, abóbora, cenoura, ameixa, abacaxi, grãos de leguminosas, etc. Ele é um elemento essencial aos ossos e dentes porque quando associado ao cálcio, ajuda a dar rigidez. O fósforo é um elemento importantíssimo na formação de compostos de energia, que são utilizados na execução de movimentos. Favorece a absorção da glicose e da vitamina B2, protege os músculos e é componente das células nervosas e cerebrais. Sua deficiência causa fraqueza, perda óssea, anorexia, dor e mal-estar.

Potássio é encontrado no arroz integral, hortaliças de raiz, frutas secas (e.g., damasco, banana, tâmaras) e oleaginosas. Esse elemento é importante na excitação muscular, favorece o equilíbrio hídrico, função acidobásica e intervém no metabolismo das proteínas.

Sódio é encontrado no sal, carnes em geral, peixes, alimentos processados, leite e derivados. Esse elemento é importante para o metabolismo, condução de impulsos nervosos, contração muscular, manutenção do equilíbrio acidobásico e hídrico. Sua falta pode gerar câimbras, diminuição do apetite e apatia. Seu excesso eleva a pressão arterial.

Magnésio é encontrado em folhas verdes, em cereais integrais, na banana, frutas oleaginosas, feijão, vagens, lentilhas, soja e melado. Uma boa parte do magnésio contido no corpo humano está nos músculos e tecidos moles. Esse elemento é importante para a atividade de muitas enzimas, no metabolismo da glicose, cálcio, ácidos graxos e aminoácidos. O magnésio associado ao cálcio exerce influência decisiva na excitabilidade neuromuscular e participa na formação dos ossos. A maioria dos casos de presença excessiva, acontece com a utilização de medicamentos com grande quantidade de magnésio. Em um primeiro momento, o excesso pode causar pressão baixa, vômitos e náuseas. Sua deficiência pode causar tremores, convulsões, vasodilatação, depressão e alterações comportamentais. Disfunção renal, alcoolismo, má nutrição, má absorção ou a perda excessiva de fluidos pelo trato gastrointestinal são exemplos de fatores que podem contribuir para sua deficiência.

Ferro é encontrado em ovos, carnes magras (e.g., fígado, rim e baço), legumes, cereais integrais, folhas verdes, ostras, mariscos, etc. É importante na respiração celular e responsável pela formação dos glóbulos vermelhos do sangue. Mulheres tem uma necessidade de ferro maior que os homens devido à menstruação. A deficiência de ferro leva ao aparecimento de anemias, diminuição dos níveis de hemoglobina e da função imunológica. Em excesso, pode levar à cirrose hepática e à hemocromatose.

Flúor é encontrado em alimentos marinhos, chá e água potável. Esse elemento é importante na manutenção da estrutura óssea e na prevenção das cáries. Sua deficiência leva a uma maior frequência de quedas de dentes. O excesso de flúor pode gerar manchas nos dentes, maior densidade óssea, distúrbios neurológicos e afetar funções musculares.

Zinco é encontrado em diversos alimentos, principalmente cereais, carnes (e.g., fígado), ovos e em frutos do mar (especialmente em ostras). Esse elemento faz parte de enzimas responsáveis pela digestão e é importante para o sistema imunológico, crescimento, reprodução, cicatrização de ferimentos e síntese do DNA. Sua deficiência causa retardo no crescimento, diminuição das glândulas sexuais, mudanças de pele e problemas imunológicos. Em excesso causa febre, náuseas, vômitos e diarréia.

Cobre é encontrado em carnes (e.g., fígado), sementes (e.g., gergelim, semente de girassol), castanhas (e.g., castanha de cajú, avelãs), frutos do mar, água potável, etc. Componente das enzimas associadas ao metabolismo do ferro. Elemento importante para pigmentação da pele, fibras nervosas, tecido conjuntivo e hemácias. Sua deficiência pode causar anemia, alterações ósseas, degeneração do sistema nervoso e do miocárdio, diminuição da elasticidade das artérias, defeitos na estrutura e na pigmentação do cabelo, etc. O excesso pode colaborar para a rara doença de Wilson.

Selênio é encontrado em alimentos marinhos, carnes, cebola, alho, cogumelos e cereais. A quantidade deste mineral contido em um tipo de alimento depende da sua concentração no solo em que foi cultivado. Esse componente atua em associação com a vitamina E. Ele auxilia na proteção da membrana celular e na formação de energia. Sua deficiência dificilmente causa anemia, mas seu excesso causa distúrbios gastrointestinais, irritação pulmonar e contribui com o desenvolvimento da doença Keshan em pessoas com predisposição.

Iodo é encontrado em peixes, moluscos marinhos, leite e derivados, camarão, lagosta, agrião, sal, alface, tomate, couve, água, etc. Esse elemento regula o metabolismo, evita queda de cabelos, auxilia o desenvolvimento sexual e mental, protege a tireóide e colabora com a formação de seus hormônios, etc. A deficiência pode causar retardo mental, aumento da tireóide, etc. Em excesso, debilita a atividade da tireóide.

Molibdênio é encontrado no leite, legumes, folhas verde-escuras, vísceras e cereais de grãos integrais. É componente de algumas enzimas e é importante para armazenar ferro. Sua deficiência pode levar a inibição destas enzimas, diminuição da ingestão alimentar e ao retardo do ganho de peso. Em excesso, pode causar síndrome da gota associada com altos níveis de molibdênio, ácido úrico e xantina oxidase no sangue.

Cromo é encontrado no suco de uva, brócolis, grãos integrais, carne magra, batata-doce, milho, frutos do mar, espinafre, etc. Esse elemento é importante no equilíbrio da glicemia, no metabolismo de carboidratos, gorduras e proteínas. Sua deficiência leva a diminuição da capacidade de metabolizar a glicose e também a uma relativa resistência à insulina. Em excesso, pode levar a danos de pele e renal.

Segundo a Anvisa, a quantidade dietética recomendada de minerais por dia para adultos sadios é: Cálcio **800** mg; Cobre **3** mg; Cromo **200** µg; Ferro **14** mg; Flúor **4** mg; Fósforo **800** mg; Iodo **150** µg; Magnésio **300** mg; Manganês **5** mg; Molibdênio **250** µg; Selênio **70** µg; Zinco **15** mg; [5]. Potássio 1600 a 3500mg; Sódio 1.5 a 2.3g.

VITAMINAS

São substâncias orgânicas que não fornecem energia, encontradas em pequenas porções nos alimentos e que são essenciais para o desenvolvimento, saúde e vida humana. Como o nosso organismo não produz vitaminas, elas devem vir principalmente da dieta, mas em casos especiais elas podem vir através da suplementação. As vitaminas são divididas em dois grupos: (1) vitaminas lipossolúveis; (2) vitaminas hidrossolúveis.

As vitaminas lipossolúveis se associam às gorduras e são absorvidas pelo organismo através do auxílio da bile. Elas não necessariamente precisam ser ingeridas todos os dias, porque muitas vezes elas estão disponíveis no organismo humano por terem sido armazenadas nos tecidos adiposos. As vitaminas pertencentes a este grupo são: vitamina A, D, E e K.

As vitaminas hidrossolúveis não se associam às gorduras, portanto não dependem da ação da bile para serem absorvidas e normalmente são eliminadas em pequenas quantidades pela urina. As vitaminas que pertencem a este grupo são: vitamina C ou ácido ascórbico e as do complexo B. O complexo B contém as seguintes vitaminas: B1, B2, niacina, biotina, B6, ácido pantotênico, ácido fólico e B12.

VITAMINAS LIPOSSOLÚVEIS

Vitamina A ou Retinol é encontrada no espinafre, brócolis, couve, cenoura, abóbora, batata doce, manga, mamão, leite e derivados, fígado bovino e ovo. Essa vitamina é essencial para o desenvolvimento ósseo, reprodução, imunidade e visão. Também colabora com a absorção de ferro. A deficiência desse nutriente pode causar cegueira noturna, xeroftalmia, perda de apetite, infecções bacterianas, alterações da aparência e lesões de pele, e alterações no esmalte do dente. O excesso desse nutriente pode levar a descamação da pele, alopécia, prurido, dores musculares, ressecamento de mucosas, aumentar o triglicérides, danificar o fígado, queda de cabelo, hiperosteose, cefaléia, vômitos e diplopia.

Vitamina D: Ergocalciferol (D2) e Colecalciferol (D3) é encontrada no óleo de fígado de bacalhau, peixes (e.g., salmão, sardinha, atum, cavalinha), ovos, leite e derivados que foram enriquecidos com esta vitamina, cacau e hortaliças (e.g., couve, brócolis). A vitamina D tem a forma de provitaminas que se tornam ativas quando a pele é submetida aos raios ultravioleta. Essa vitamina é importante para manter os níveis normais de fósforo e cálcio sanguíneos e essencial para o crescimento e manutenção dos ossos. A deficiência desse nutriente pode causar anemia, osteomalácia e osteoporose em adultos, raquitismo em crianças, que em muitos países é raro pela presença desta vitamina no leite. Sua absorção deficiente pode ser causada pela dieta pobre em vitamina D ou pela insuficiente exposição aos raios solares. Sua deficiência também pode aumentar a resistência à insulina, que está associada ao diabetes e colaborar com o surgimento de doenças cardiovasculares. O excesso acontece com a ingestão exacerbada desta vitamina e não está relacionada com o excesso de exposição aos raios solares. Sua toxicidade pode causar vômitos, diarréia, perda de peso, sensação de fraqueza, desidratação, constipação, fadiga e dano renal.

Vitamina E ou Tocoferol é encontrada em sementes (e.g., girassol, gergelim, abóbora), castanhas (e.g., amêndoas, avelãs, castanha do pará, nozes), folhas verde-escuras, cereais, fígado, algumas gorduras e óleos vegetais (e.g., soja, semente de algodão, cártamo e milho). Essa vitamina é importante para prevenir danos na membrana celular, pois funciona como antioxidante. A deficiência desse nutriente provoca o aparecimento de peróxidos, danifica as células, principalmente as neurológicas, e também pode levar a anemia. O excesso desse nutriente quase não gera dano, porém quanto maior a presença dessa vitamina, menor será sua absorção.

Vitamina K ou Anti-Hemorrágica ou Filoquinona (K1) e Menaquinona (K2) é encontrada na alfafa, espinafre, repolho, salsa, agrião, brócolis, óleo de soja e de canola. Também é encontrada em pequenas quantidades nos cereais, frutas e carnes. Essa vitamina é produzida em quantidade suficiente pelas bactérias intestinais e tem um papel importante na coagulação sanguínea. Porém, a hipovitaminose pode ocorrer no recém-nascido em virtude da escassez vitamínica de seus órgãos em conjunto com a esterilidade de seu tubo digestivo. A deficiência desse nutriente leva ao aumento do tempo de coagulação, podendo estar associada a sangramentos intensos e a hemorragias internas. O excesso deste nutriente tem pouca toxicidade, porém em altas doses pode levar à hiperbilirrubinemia.

VITAMINAS HIDROSSOLÚVEIS

Vitamina C ou Ácido Ascórbico é encontrada no tomate, pimentão verde, repolho, couve-flor, batata, rabanete, couve, pimenta, vagem e frutas (e.g., acerola, goiaba, kiwi, maracujá, mamão, morango, limão, abacaxi e laranja). Essa vitamina é importante para: síntese do colágeno, absorção do ferro através do intestino, resistência a infecções, imunidade, redução do risco de doenças crônicas, função antioxidante e para manter a matriz intercelular da cartilagem, do osso e da dentina. Também afeta funções dos leucócitos e macrófagos. A vitamina C é muito sensível ao calor, luz e oxigênio. O processo de cozimento e o incorreto armazenamento dos alimentos ricos nesta vitamina eliminam uma boa parte dela.

A deficiência desse nutriente pode causar fraqueza muscular, enfraquecimento e quebra dos cabelos, gengivite, anemia, falta de apetite, inchaço nas articulações, escorbuto, confusão mental, histeria, esquizofrenia e a elevação da pressão arterial sanguínea em gestantes. O excesso desse nutriente não é tão comum, mas em grandes níveis pode levar a cálculos renais. Pessoas com histórico de gota e doenças renais têm que ter atenção redobrada para não ultrapassar 1g diária, exceto por prescrição médica.

Complexo B é um grupo de vitaminas que são encontradas em conjunto nos alimentos. Mesmo assim, cada uma difere quimicamente e em importância para o corpo. A deficiência em apenas uma vitamina é rara. As vitaminas do complexo B são absorvidas através do intestino, depois são levadas até os tecidos de sua utilização pela corrente sanguínea, onde se transformam em seus derivados. Portanto, o complexo B atua sob a forma de coenzimas.

Vitamina B1 ou Tiamina é encontrada em carnes (e.g., fígado, rins, coração, aves, cortes magros da carne de porco), gema de ovo, cereais integrais (e.g., arroz, trigo, aveia), frutas oleaginosas (e.g., amendoim, nozes), legumes (e.g., batata, ervilhas, feijão, lentilha), verduras com folhas verde-escuras (e.g., espinafre, aspargo e brócolis), frutas (e.g., maçã, pera, ameixa, pêssego, banana, laranja) e alimentos enriquecidos (e.g., leite, pães, grãos e cereais). Ela perde seu valor facilmente ao ser cozida. Essa vitamina é importante na produção de energia e para a utilização destas reservas na construção, manutenção e reconstrução de tecidos corporais. Portanto, ela é essencial para a saúde física e mental. A deficiência em tiamina acontece pelo metabolismo insuficiente de carboidratos, normalmente resultado de uma dieta pobre em tiamina por um tempo prolongado. A dieta pobre em tiamina por um tempo prolongado quando associada a grandes quantidades de ingestão de peixe cru, pode potencializar os sintomas da deficiência em tiamina. O alcoolismo e a diálise por longo prazo, também são fatores que representam a possibilidade do organismo ser levado a deficiência de tiamina. Inicialmente, a deficiência pode ter como sintomas câimbras e fraqueza muscular, depressão, irritabilidade e alterações de humor, constipação, alta sensibilidade da mucosa bucal, perda de apetite e náuseas. Em casos extremos, a deficiência pode causar distúrbios neurológicos como a Beribéri ou a síndrome de Wernicke-Korsakoff. A toxicidade por tiamina através da nutrição é pouco provável, pois os rins removem facilmente o excesso do nosso organismo.

Vitamina B2 ou Riboflavina é encontrada em diversos alimentos, dentre eles podemos citar: leite e derivados, carne vermelha, aves, peixes, ovos, espinafre, brócolis, aspargos, nabo verde, agrião, levedura, trigo integral, soja, berinjela, vagem, ameixa, pera, alimentos panificados e enriquecidos, etc. Por ser fotossensível, a riboflavina perde boa parte de suas propriedades quando em contato com a luz. A riboflavina tem atuação na formação de energia e no metabolismo geral. Ela favorece o metabolismo das gorduras, carboidratos e proteínas. Importantíssima para o crescimento e conservação dos tecidos, principalmente para a saúde dos olhos, pele, boca e cabelos. Além de ser importante para o funcionamento da vitaminas B3 e B6, também tem papel na vitalização das células do sistema nervoso. A deficiência de riboflavina pode provocar lesões na boca e nas narinas (e.g.,rachaduras no canto da boca e nariz, inflamações e sangramento das gengivas, língua e lábios avermelhados e inflamados), alterações na pele (e.g., perda da sensibilidade, inflamação, ressecamento, escamação e queda de cabelos), atingir os olhos (e.g., coceira, ardor, diminuição da qualidade da visão e catarata) e também colaborar com o surgimento de depressão e histeria. Como a absorção gastrointestinal desta vitamina é limitada, seu excesso não causa toxicidade.

Vitamina B3 ou Niacina ou Ácido Nicotínico ou Nicotinamida ou PP é encontrada em peixes, aves, carnes magras, fígado, rins, coração, ovos, leite, cenoura, cebola, tomate, pimentão, vagem, couve, espinafre, amendoim, nozes, levedura, trigo, aveia, arroz e centeio integral, soja, café, chá mate, pera, maçã, ameixa, pêssego, limão, etc. Os alimentos ricos em niacina podem ser armazenados por algum período e cozidos sem que exista perda substancial dessa vitamina. Essa vitamina atua na obtenção de energia e também de forma geral no metabolismo das proteínas, lipídeos e carboidratos. Normalmente as nossas necessidades de niacina são supridas através da conversão do triptofano da dieta em niacina. A deficiência desse nutriente pode causar o aumento da quantidade de sangue circulante na língua, alteração em sua superfície e em alguns casos pode até desenvolver a pelagra. O excesso desse nutriente pode causar vermelhidão, queimação e formigamento ao redor do pescoço, na face e nas mãos, arritmias cardíacas, dores abdominais, perda de energia, etc.

Vitamina H ou Biotina é encontrada no fígado, rim, gema de ovo, leite e derivados, batata, arroz integral, ervilha, banana, laranja, maçã, nozes, amendoim, levedura, soja, etc. Presente em diversos alimentos e essencial para nós, a biotina é sintetizada no trato gastrointestinal baixo por microrganismos. Vitamina essencial para a obtenção de energia e importante para o metabolismo das proteínas, lipídeos e carboidratos. Além de ser importante para o metabolismo em geral, a biotina também tem o papel de proteção de pele e cabelos. A deficiência desse nutriente pode levar a náuseas, vômito, fadiga, sonolência, palidez, dores musculares, depressão mental, anorexia, inflamações, erupções e descamação da pele, redução total ou parcial de pelos e/ou cabelos e retardo no desenvolvimento.

Vitamina B5 ou Ácido Pantotênico é encontrada amplamente em diversos tipos de carne (principalmente fígado e rim), ovos, leite, geléia real, levedura, trigo integral, aveia, arroz integral, couve, couve-flor, brócolis, batata, ervilha, tomate, etc. O ácido pantotênico é um elemento que constitui a acetilcoenzima A, que tem um papel importante na mobilização e utilização de energia em nosso organismo. Essa vitamina tem um grande valor para o metabolismo de carboidratos, proteínas e lipídeos. Sua carência pode causar fadiga, distúrbios do sono, degeneração do sistema nervoso, anorexia, perturbações nervosas, diminuição da pressão sanguínea, náuseas, transtornos gastrointestinais, fraqueza muscular, alteração de coordenação e inflamações na pele. Em pequenas doses acima do indicado não apresentam relato de toxicidade, porém em doses mais altas podem ocorrer retenção de líquido e diarréia.

Vitamina B6 ou Piridoxina pode ser encontrada em diversos alimentos, como na carne bovina, suína, frango, peixe, ovos, arroz integral, aveia, soja, amendoim, nozes, cereais integrais, levedo, espinafre, repolho, batata, banana, etc. A perda da piridoxina é considerável quando os alimentos são processados. Ela é importante para a produção de glóbulos vermelhos, para o bom funcionamento do sistema imunológico e nervoso, para o metabolismo de proteínas e formação de energia. Normalmente a deficiência de vitamina B6 está associada a deficiência da outras vitaminas do complexo B. Essa carência pode gerar convulsões, anemia, letargia, inflamação da pele e das mucosas, cálculos renais, queilose, inflamação ou infecção na língua ou estômago, degeneração e atrofia de vários órgãos, disfunção do sistema nervoso central, irritabilidade, depressão e retardo mental. O excesso desse nutriente pode levar a ataxia e a neuropatias sensoriais severas.

Vitamina B9 ou Ácido Fólico ou Folacina ou Ácido Pteroilglutâmico ou vitamina M é encontrada em carnes magras (e.g., fígado, rins), peixes, frango, ovos, leite e derivados, espinafre, trigo integral, levedura, batata, ervilha, feijão, cenoura, laranja, banana, melão. Alimentos ricos em folacina podem perder uma parte dessa vitamina durante a preparação, processamento e armazenamento destes alimentos, ou seja, o calor, oxidação e a luz influenciam nesta perda. Essa vitamina é importante para muitas reações metabólicas. É essencial na formação do DNA, divisão celular e metabolismo energético e no metabolismo dos aminoácidos. Atua também na formação dos glóbulos vermelhos. A deficiência desse nutriente pode causar distúrbios gastrointestinais, diarréia, inflamação da língua, lesões nas mucosas, anemia megaloblástica, alteração na medula óssea, desenvolvimento de doenças cardiovasculares, complicações na gravidez, anemia macrocítica durante a gestação e lactação, desenvolvimento de defeitos do tubo neural do feto. A toxicidade pelo excesso de folacina pode danificar o rim e precipitar convulsões.

Vitamina B12 ou Cobalamina ou Cianocobalamina é encontrada na carne bovina, peixes (e.g., bacalhau), ostras, ovos, leite e derivados. A cobalamina não é encontrada em alimentos de origem vegetal. Essa vitamina recebe este nome pela presença do cobalto. Ela é importante para: o bom funcionamento das células do trato gastrointestinal; a formação, desenvolvimento e maturação dos elementos do sangue; a regulação do anabolismo proteico; conservação do ácido fólico; e essencial para a saúde do sistema nervoso, principalmente para as células da medula óssea e do tecido nervoso. A deficiência desse nutriente pode levar a distúrbios gástricos, alguns tipos de anemia (e.g., perniciosa, macrocítica e megaloblástica), distúrbios neurológicos, irritabilidade, depressão nervosa e desmielinização de nervos do sistema nervoso. A deficiência dessa vitamina está relacionada à absorção inadequada, normalmente associada à deficiência de ácido fólico. Os efeitos da ingestão em excesso ainda são desconhecidos.

Recomendação

Segundo a Anvisa, a ingestão diária recomendada (IDR) de vitaminas para adultos sadios é: Vitamina A **800** µg; Vitamina D **5**µg; Vitamina E **10**mg; Vitamina K **80** µg; Vitamina C **60**mg; Tiamina **1,4** mg; Riboflavina **1,6** mg; Niacina **18** mg; Biotina **0,15** mg; Ácido Pantotênico **6**mg; Vitamina B6 **2**mg; Ácido Fólico **200**µg; Vitamina B12 **1**µg [5].

Diferentes recomendações em relação aos valores diários de minerais e vitaminas anteriormente listados, podem ocorrer em outros grupos como: gestantes, lactantes, bebês, crianças, pessoas com alguma doença, fumantes e idosos.

ÁGUA

A água é um micronutriente composto por hidrogênio e oxigênio, um líquido sem cor, cheiro, gosto e essencial para a vida humana. Ela constitui de quarenta a oitenta por cento da massa corporal total de um indivíduo e é encontrada tanto dentro quanto fora das células. Temos o maior percentual nos primeiros anos de vida e com o passar dos anos esse percentual diminui. A quantidade diária ideal de água para ser ingerida depende diretamente da quantidade de água que perdemos através da transpiração, respiração, urina e fezes. O desequilíbrio hídrico a favor da quantidade que perdemos em relação à ingerida é conhecida como desidratação. Inicialmente, a desidratação diminui a capacidade física e mental de um indivíduo, mas uma desidratação avançada pode levar a morte. Algumas das funções da água em nosso organismo são: manutenção do equilíbrio térmico; lubrificação das articulações; contribui com a digestão, absorção, transporte e excreção de substâncias; controle da pressão sanguínea; proteção dos tecidos corporais; etc. Para um adulto saudável em um ambiente de temperatura normal sem atividade física, recomenda-se a ingestão aproximada de 2,5 litros de água por dia. É muito importante dizer que a hidratação varia de indivíduo pra indivíduo, uma vez que, a faixa etária, o sexo, a presença de alguma doença, a atividade física, condições climáticas, entre outros fatores interferem na hidratação diária ideal. Sendo assim, a hidratação deve ser individualizada. Não apenas os líquidos nos hidratam, mas os alimentos sólidos com boa quantidade de água também podem fazer este papel, como os vegetais e as frutas.

CARBOIDRATOS

Os carboidratos são macronutrientes também conhecidos como hidratos de carbono ou açúcares ou glicídeos. Eles são compostos orgânicos constituídos de carbono, hidrogênio e oxigênio. São fonte importante e imediata de energia para o nosso organismo. Além do papel energético, são essenciais para a manutenção da estrutura do nosso organismo e do bom funcionamento mental e físico.

O excesso deste nutriente que não foi utilizado em um primeiro momento pelo nosso organismo é armazenado sob forma de glicogênio em nosso fígado e músculos. Esses depósitos de glicogênio ficam disponíveis para serem prontamente utilizados assim que houver necessidade, principalmente quando a energia requerida não foi suprida pela dieta. Quando o glicogênio não é utilizado, ele será transformado em adipócitos, ou seja, depósitos de gordura.

Os carboidratos são classificados em monossacarídeos, dissacarídeos (fornecem duas moléculas de monossacarídeos iguais ou diferentes), oligossacarídeos (3 a 6 monossacarídeos) e polissacarídeos (7 monossacarídeos ou mais). Os monossacarídeos podem ser classificados quanto ao número de carbonos presentes em sua composição ou quanto a sua funcionalidade.

Os dois tipos de carboidratos são: simples e complexos. Os carboidratos simples têm sabor adocicado e são constituídos por um açúcar (e.g., a glicose, a galactose e a frutose) ou pela combinação de dois açúcares como na lactose (galactose + glicose) ou na sacarose (frutose + glicose). O carboidratos simples estão presentes em algumas frutas, doces, chocolates e no mel. Os carboidratos simples, ao serem ingeridos, estão prontos para serem absorvidos e utilizados pelo nosso organismo. Os carboidratos complexos têm em sua combinação mais de dois tipos de açúcar e não têm sabor adocicado. As principais fontes de carboidratos complexos são os cereais, massas, frutas, leguminosas, pães e tubérculos. Os carboidratos complexos ao serem ingeridos, precisam ser quebrados em carboidratos simples para estarem prontos a serem absorvidos e utilizados pelo nosso organismo.

A ingestão diária de carboidratos recomendada é de quarenta a sessenta e cinco por cento do total de calorias. Cada grama fornece quatro quilocalorias ao organismo.

LIPÍDEOS

No capítulo 2, Seres Humanos, fizemos uma pequena introdução sobre o colesterol dentro da sessão obstáculos quando abordamos doenças cardiovasculares. Naquele capítulo, abordamos as taxas desejáveis para o colesterol, os principais danos em nosso organismo, os tipos de colesterol e algumas recomendações objetivando a diminuição da taxa quando a mesma se encontrar acima do desejável ou para que a mesma permaneça abaixo do limite.

Nesta pequena introdução do segundo capítulo, a gordura foi abordada com o objetivo de alertar sobre os riscos que ela oferece em relação à continuidade da nossa jornada de vida. Muitas vezes a gordura, também conhecida como lipídeo, é vista apenas como vilã, mas isso não é a realidade, pois como veremos abaixo, quando ingerida adequadamente, ela é importantíssima para o nosso organismo.

Os lipídeos são macronutrientes insolúveis na água, mas são solúveis em benzeno e éter que são exemplos solventes orgânicos. Eles compõem as membranas celulares; são importantes fonte e reserva de energia para o nosso corpo; fundamentais para o transporte e absorção das vitaminas A, D, E e K; formam uma camada de proteção nos órgãos vitais reduzindo lesões; são isolantes térmicos que colaboram com a manutenção da temperatura corporal e fundamentais para a regulação de alguns hormônios.

Os lipídeos são compostos pela união do carbono, hidrogênio e oxigênio associados ao glicerol. Além desta união de elementos, a maioria dos lipídeos se combina com os ácidos graxos. Os ácidos graxos normalmente correspondem a noventa por cento da molécula de lipídeo.

Os lipídeos são classificados em simples, compostos ou derivados. Os lipídeos simples, também conhecidos como neutros, são em sua maioria triglicerídeos, ou seja, compostos pelos elementos acima citados mais três ácidos graxos. Os triglicerídeos correspondem aproximadamente a noventa por cento dos lipídeos contidos nos alimentos. Os lipídeos compostos são constituídos pelo lipídeo neutro combinado com outras substâncias (e.g., lipídeos combinados com glicídios e nitrogênio formam os glicolipídeos; lipídeos associados à proteínas formam as lipoproteínas). Os lipídeos derivados, como o próprio nome já diz, são derivados dos lipídeos simples e compostos. Um dos mais conhecidos lipídeos derivados é o colesterol.

Dependendo da estrutura dos ácidos graxos, eles podem ser saturados ou insaturados. Os ácidos graxos saturados contêm apenas ligações únicas entre os carbonos e são principalmente de origem animal (e.g., carnes, gema do ovo, produtos lácteos, etc.), enquanto os insaturados podem conter uma ou mais ligações duplas entre os carbonos e são principalmente de origem vegetal (e.g., azeite de oliva e amendoim que são monoinsaturados ou óleos de girassol, soja, milho e açafrão que são ácidos graxos poli-insaturados). Os ácidos graxos insaturados, como os contidos nos peixes, reduzem o colesterol ruim (LDL) e elevam o bom (HDL). Os lipídeos sólidos são chamados de gorduras e os líquidos de óleos. Os óleos podem ser transformados em estruturas mais rígidas (saturadas) através da adição de hidrogênio, processo este chamado de hidrogenação (e.g., a transformação de óleos em margarinas). A gordura trans é produto desta transformação e é muito utilizada em produtos industrializados com o objetivo de prolongar a sua validade.

O colesterol é importante na formação de hormônios como a progesterona, andrógeno e estrógeno. Ele está presente nas estruturas das membranas celulares corporais e também em ácidos biliares que são responsáveis pela digestão dos lipídeos. Não encontramos o colesterol em nenhum alimento de origem vegetal. As carnes bovinas, suínas e de aves, os derivados de leite, a margarina, a gema do ovo, o camarão, entre outros são exemplos de alimentos onde encontramos uma grande quantidade de colesterol. A maior parte das necessidades de colesterol do nosso corpo, cerca de setenta por cento, são produzidas pelo próprio organismo. Contudo, o restante das necessidades pode ser facilmente preenchido com uma simples gema de ovo, que é a maior fonte de colesterol. Sendo assim, os alimentos com a presença de colesterol que forem consumidos no restante do dia excederão o limite de segurança indicado como saudável.

Vale a pena lembrar que o colesterol alto pode levar a doenças cardiovasculares.

Redução da ingestão de gordura total, insaturada e principalmente a saturada, e também a eliminação do consumo de gordura trans que eleva o colesterol ruim (LDL) e diminui o bom (HDL), vem sendo muito recomendada. Não podemos esquecer que a drástica redução da ingestão de alimentos ricos em colesterol é extremamente recomendada.

A ingestão diária de lipídeos recomendada é de vinte a trinta e cinco por cento do total de calorias. Cada grama fornece nove quilocalorias ao organismo.

PROTEÍNAS

As proteínas são macronutrientes solúveis na água e são compostos orgânicos constituídos por carbono, hidrogênio, oxigênio, nitrogênio e outros elementos. Os aminoácidos são subunidades que formam as proteínas e contêm em suas estruturas: um radical de Amino, uma carboxila e mais uma molécula com cadeia lateral.

Necessitamos de vinte tipos de aminoácidos diferentes, sendo que nove desses não são sintetizados em nosso corpo e devem ser disponibilizados ao nosso organismo através da dieta. Esses nove aminoácidos da dieta (histidina, leucina, isoleucina, lisina, metionina, fenilalanina, treonina, triptofano e valina) são chamados de essenciais. A principal função das proteínas é a plástica. Sendo assim, as proteínas estão presentes em todas as células do nosso organismo e são extremamente importantes na constituição e na renovação de nossas estruturas. Também têm funções enzimáticas, hormonais, de defesa, coagulação sanguínea e de transporte.

As proteínas podem ser classificadas quanto a sua forma (fibrosas ou globulares) e quanto a sua constituição (simples ou compostas).

As proteínas podem ser tanto de origem animal como as carnes, peixes, a clara do ovo, o leite e seus derivados, quanto vegetal como os cereais, nozes, feijões, lentilhas, soja e amendoim. Essas e outras fontes se diferenciam quanto à quantidade de aminoácidos, o que interfere na qualidade da proteína. Os alimentos que contêm todos os aminoácidos essenciais têm qualidade superior e são chamados de proteínas completas, já os que não contêm todos têm qualidade inferior e são chamados de proteínas incompletas. A dieta proteica de alta qualidade, também pode ser alcançada com a combinação de alimentos de proteínas incompletas que em sua somatória possuam todos os aminoácidos essenciais.

A ingestão diária de proteína recomendada é de dez a quinze por cento do total de calorias. Outra medida utilizada é o consumo de uma grama de proteína para cada quilo que este indivíduo pese. Cada grama de proteína fornece quatro quilocalorias ao organismo.

PIRÂMIDE ALIMENTAR

A pirâmide alimentar, também conhecida como pirâmide nutricional, é um guia que foi inicialmente proposto pelo Departamento de Agricultura dos Estados Unidos (USDA) em 1992, que contém recomendações gerais de consumo de alimentos para pessoas saudáveis com mais de dois anos de idade. Na busca da alimentação saudável, a pirâmide alimentar contém três conceitos importantes: variedade, proporcionalidade e moderação. A pirâmide é constituída por grupos de alimentos que foram colocados em níveis. Desde a sua criação até hoje, a estrutura desse guia já sofreu algumas alterações nos Estados Unidos, mesmo assim, muitos países ainda seguem o guia americano, porém outros têm o seu próprio guia adequado à sua população. Além das pirâmides adequadas a países, existem outros tipos, como a pirâmide vegetariana, Mediterrânea, funcional e de Harvard. Esse guia que originalmente tem a forma de pirâmide, também é muitas vezes utilizado na forma de um prato, também conhecido como roda de alimentos.

A figura 4.1 mostra a pirâmide alimentar que atualmente é utilizada no Brasil e que usaremos como exemplo por ter ótima qualidade. Inicialmente, é importante observar que os alimentos presentes na parte inferior da pirâmide são a base da nossa alimentação e os alimentos que estão no topo devem ser consumidos com mais moderação. Alimentos prontos (e.g., pizzas, feijoadas, carnes à parmegiana, etc.), podem estar presentes em mais do que um grupo ao mesmo tempo. Segundo essa pirâmide, uma alimentação saudável deve ter os seguintes grupos, alimentos e proporções: **Grupo 1**: Cereais, pães, farinhas, massas, raízes e tubérculos. Cinco a nove porções diárias; **Grupo 2**: Hortaliças. Quatro a cinco porções diárias; **Grupo 3**: Frutas. Três a cinco porções diárias; **Grupo 4**: Leite e produtos lácteos. Três porções diárias; **Grupo 5**: Carnes e ovos. Uma a duas porções diárias; **Grupo 6**: Leguminosas. Uma porção por dia; **Grupo 7**: Óleos e gorduras. Uma a duas porções diárias; **Grupo 8**: Açúcares e doces. Uma a duas porções diárias;

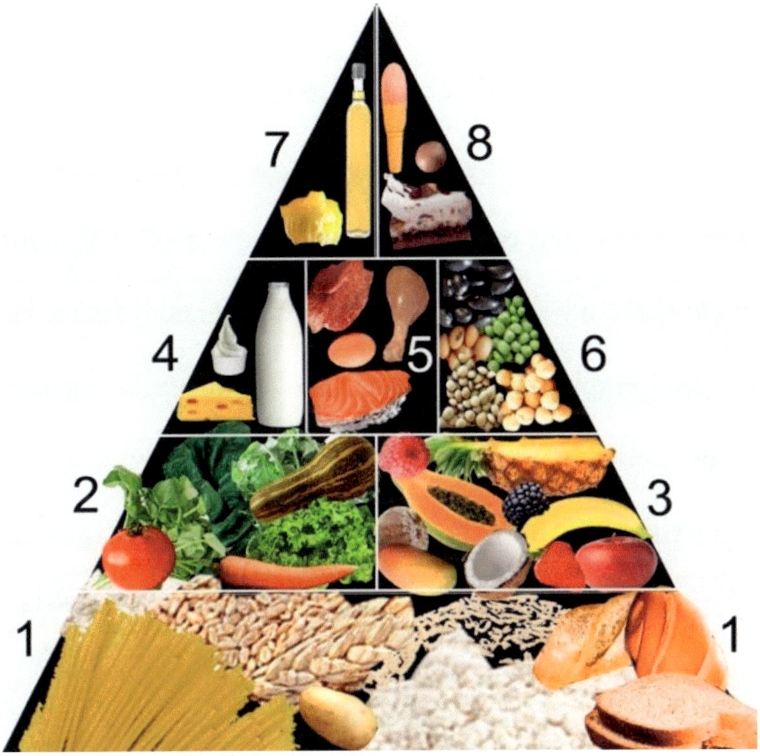

Figura 4.1 *Pirâmide Alimentar*

RÓTULOS

Cada vez mais, as agências reguladoras e fiscalizadoras têm feito um trabalho melhor ao redor do mundo na busca de levar ao consumidor de alimentos, informações importantes sobre os produtos alimentares que ingerimos. Nas embalagens desses produtos, as empresas de alimentos colocam sua marca, o nome do produto, sua origem, instruções para uso, a quantidade, o prazo de validade, os ingredientes, as porções, as quilocalorias, os nutrientes, o percentual de valores diários, etc. Através dessas informações, o consumidor final terá a oportunidade de analisar e escolher, com maior segurança e qualidade, aquilo que ele come e bebe. Essas informações também fazem com que as empresas de produtos alimentares ganhem credibilidade e tenham seus produtos diferenciados de seus concorrentes.

Ler os ingredientes contidos nas embalagens é fundamental, principalmente quando temos ingredientes em nossa dieta que devemos restringir. É muito importante esclarecer que a informação nutricional contida no rótulo de um alimento corresponde a uma porção. Muitas vezes um produto alimentar pode conter mais do que uma porção. Portanto, as informações nutricionais contidas no rótulo normalmente não correspondem a todo alimento na embalagem, mas sim a da porção. Portanto, se comermos o dobro da porção informada no rótulo, devemos multiplicar por dois os valores informados. A porção, que é a quantidade de alimento recomendado a uma pessoa saudável e adequado à população daquele país, normalmente é informada em unidades, medida caseira (e.g., colher, xícara, etc.), gramas ou mililitros. Também podemos encontrar nos rótulos a sigla "%VD" que significa percentual de valores diários. Esse valor informa o percentual do total das necessidades calóricas e nutricionais correspondentes à porção de um determinado alimento. Normalmente esses valores estão baseados em uma dieta de 2000 quilocalorias. Esse número é um valor aproximado do que podem ser as nossas necessidades diárias. Isso porque as nossas necessidades calóricas e nutricionais são diferentes de pessoa pra pessoa. Essas necessidades sofrem variações tanto pra cima quanto pra baixo porque sofrem influência da faixa etária, gênero, massa e composição corporal, de atividades de vida diária e física, da presença ou não de alguma doença, de ser gestante ou não, etc. Com o percentual de valores diários (%VD) podemos monitorar de forma aproximada, a quantidade diária adequada de ingestão para cada nutriente, evitando atingir o limite de gordura, colesterol e sódio, que em excesso são extremamente prejudiciais à saúde e procurando obter a quantidade diária adequada de vitamina A, vitamina C, cálcio, ferro e outros importantes nutrientes.

Alguns termos são utilizados como informação nutricional complementar. Esses termos estão associados ao valor calórico e aos nutrientes contidos em um alimento. Podemos listar alguns atributos e entre parênteses alguns de seus termos: alto teor (alto conteúdo, rico, high), baixo (leve, light, pobre, low), fonte (source), sem adição, não contém (isento, livre, zero, free). Essas informações complementares nos ajudam a escolher de forma mais rápida entre alimentos similares de uma empresa, mas produzidos de forma diferente. Porém, ao compararmos alimentos produzido por empresas diferentes é ideal comparar os rótulos com cuidado porque podem existir grandes diferenças, ou seja, um produto de uma empresa X pode ter menos calorias e gorduras quando comparado ao mesmo produto com o termo *light* de uma empresa Y.

BATERIA SELETIVA

Nem toda energia que vem da digestão de alguns alimentos é bem-vinda para nós, seres humanos. Isto acontece porque somos seres únicos, com organismos similares, mas não iguais e que funcionam muitas vezes de forma diferente. Um alimento que é saudável e bem vindo ao organismo de uma pessoa, pode não ser para outra. Pessoas com intolerância alimentar ou com alergia alimentar podem ter sintomas indesejáveis na ingestão de determinados alimentos. As pessoas com intolerância alimentar raramente têm risco vida, porém as pessoas com alergia alimentar podem ter uma simples irritação ou em casos mais severos podem ter um risco de vida real quando ingerem o alimentos que deveriam ter sido excluídos de sua dieta. Por isso, quando temos intolerância a um determinado alimento, o recomendado é evitá-lo e se possível excluí-lo. Mas, quando temos alergia, não temos escolha, devemos excluir o alimento responsável por disparar essa reação em nosso organismo. A maioria da população tem algum tipo de intolerância alimentar e grande parte dessas pessoas desconhecem os alimentos que não toleram. Já a alergia alimentar atinge um número bem menor de pessoas e as crianças são mais acometidas do que os adultos. Em ambos os casos, sempre que retiramos um alimento de nossa dieta é fundamental a inclusão de outro alimento ou suplemento que contenha o nutriente do alimento excluído. Um exemplo é o cálcio, que estava presente no leite de vaca que foi retirado pela intolerância à lactose, que pode ser absorvido ao beber leite de soja enriquecido com este nutriente.

Intolerância Alimentar acontece quando não possuímos enzimas ou em número suficiente para a absorção de determinados alimentos ingeridos. Ela não aciona o sistema imunológico. A intolerância à lactose, glúten, crustáceos, chocolate e alimentos com corantes e aromatizantes são os exemplos mais comuns. Quando esses alimentos não tolerados são ingeridos, a nenhuma ou incompleta absorção deles, faz com o que o açúcar do alimento (e.g., a lactose – açúcar do leite) que não foi absorvido seja fermentado por bactérias o que consequentemente pode nos levar a ter os seguintes sintomas: inchaço e cólicas abdominais, flatulência, diarréia, náuseas, vômitos, enxaquecas, entre outros.

Alergia Alimentar acontece quando ingerimos um alimento considerado intruso pelo nosso organismo, que reage acionando o sistema imunológico. A alergia às proteínas dos cereais que contém glúten (trigo, centeio, cevada, aveia, etc.), crustáceos, ovos, peixes, amendoim, nozes, soja e leite de vaca são os exemplos mais comuns. Os alimentos que nos causam alergias são conhecidos como alérgenos. Sintomas que afetam a pele, trato gastrointestinal, sistema respiratório, olhos e sistema nervoso central podem surgir quando temos alergia a um determinado alimento e o ingerimos.

ALIMENTAÇÃO MENTAL

A qualidade e a quantidade daquilo que comemos impactam diretamente a nossa saúde cognitiva e emocional.

O inverso também é verdadeiro, o que comprova a íntima conexão entre os alimentos e a mente humana. Tanto que o processo de digestão inicia-se antes de ingerirmos um alimento. Esse processo de preparação do nosso organismo pode ter seu início com a visualização, tato ou até o cheiro de um alimento. Muitas vezes, o alimento nem precisa estar presente. Um bom exemplo disso é a salivação quando você ouve um colega de trabalho dizer o que ele comerá no almoço, sendo que este prato é o seu preferido.

Muitas vezes, o motivo de estarmos em desequilíbrio está em nossa mente ou naquilo que comemos. Se pararmos um pouco para olhar com cuidado, podemos descobrir o motivo de nosso desequilíbrio e com ele dar o primeiro passo para o equilíbrio. Cinco exemplos para refletir: 1) perceber que estamos sem vontade de fazer nada e passando um longo período sem comer pode ser um sinal de tristeza ou até depressão; 2) perceber que estamos comendo tudo que aparece em nossa frente pode ser um sinal de ansiedade; 3) perceber que estamos irritados e brigando com todos ao nosso redor pode ser um sinal que ainda não almoçamos e estamos com fome; 4) perceber que o chá ou o suco de maracujá que você tomou na noite anterior foi responsável por um sono tranquilo após um dia estressante; 5) perceber que estamos incomodados e não conseguimos prestar atenção em nosso trabalho ou estudo pode ser um sinal que comemos muito além do nosso limite e estamos estufados. Esses são apenas alguns exemplos de como a mente e a alimentação estão conectadas e interferem diariamente na qualidade de vida das pessoas. Entender as causas e consequências das nossas ações é fundamental quando o nosso objetivo é mudança. A mudança é o único caminho para quem busca crescer!

HÁBITOS ALIMENTARES SAUDÁVEIS

Durante todo este capítulo relacionamos os alimentos com a saúde das pessoas; vimos quanto o autoconhecimento e o entendimento da importância da alimentação são fundamentais ao nosso bem-estar; e também como a energia contida nos alimentos que as pessoas escolhem, influenciam diretamente em suas jornadas de vida. O objetivo de cada informação contida nesse capítulo foi de incentivar os leitores a manter seus hábitos saudáveis de alimentação e motivar aqueles que gostariam e querem mudar. Para finalizar esse capítulo, informações adicionais foram associadas às anteriores com o propósito de estabelecer a visão de como as nossas baterias podem ser carregadas com quantidade e qualidade. Portanto, considero os itens a seguir princípios muito importantes quando o assunto é alimentação saudável:

Prato Especial: Considere prato especial, o seu. Esse prato será perfeito, se nele existir alimentos saudáveis que combinam com seu gosto e necessidades do seu organismo. Portanto, as informações universais sobre alimentação saudável devem ser ajustadas às suas necessidades diárias, sem deixar o paladar de lado. Afinal, crianças, adultos, idosos, portadores de necessidades especiais, homens, mulheres, enfermos, gestantes e atletas têm necessidades nutricionais diferentes.

Fórmulas Simples: Em algumas situações, pessoas procuram alternativas e fórmulas mágicas que tragam resultado imediato, mesmo quando em seu histórico tiveram hábitos nada saudáveis por anos, como por exemplo os alimentares. Algumas dessas "fórmulas mágicas" podem trazer algum resultado imediato, mas não duram muito tempo e podem nos levar a lugares piores do que os anteriores. O primeiro passo ou fórmula da alimentação saudável é a qualidade, a educação alimentar. É fundamental ingerir alimentos que supram as nossas necessidades de vitaminas, minerais, fibras, carboidratos, lipídeos e proteínas diárias, importantíssimas para o bom funcionamento do nosso organismo. O segundo passo da alimentação saudável é o da quantidade. A nossa saúde depende tanto da qualidade dos alimentos que ingerimos quanto da quantidade. Ambas devem estar associadas as nossas necessidades individuais. Uma ideia geral está na pirâmide alimentar, que foi vista anteriormente. Como o título desse parágrafo diz, a fórmula da quantidade é simples. Se ingerirmos mais do que necessário, ganharemos peso; se ingerirmos menos, perderemo; e se ingerirmos o necessário, manteremos. É lógico que a atividade física é importante para este cálculo, mas isso veremos no próximo capítulo. Entender as necessidades energéticas de cada pessoa durante o dia, também é muito importante. Muitos dizem, de forma correta, que devemos ter um café da manhã de rei, almoço de príncipe e jantar de plebeu. Dizem isso porque as nossas necessidades de energia são muito maiores no início no nosso dia do que no final dele e que essas necessidades estão pela metade no meio destes dois períodos. Esse pensamento pode ter pequenos ajustes dependendo do horário em que a atividade física é realizada. Além da quantidade e da qualidade destas três principais refeições do dia, adicionar um lanchinho saudável entre as refeições e um pequeno desjejum antes do café da manhã é uma boa dica para a nossa saúde.

De Olho no Sinal: Nos supermercados tradicionais encontramos informações por todos os lados. Porém, o local mais importante que devemos colocar nossos olhos e preocupação é no rótulo de cada alimento. Quando não conhecemos a composição de um alimento, devemos primeiro olhar o prazo de validade antes de analisar qualquer outra informação contida no rótulo e só então decidir se vale a pena comprar ou não aquele alimento. As diferenças entre as marcas e versões de um alimento podem ser grandes. Compare sempre para decidir pelo melhor. Muita atenção às informações nutricionais contidas em cada alimento, como a quantidade de sódio, gorduras e calorias. Verifique também os ingredientes. Ligue o sinal vermelho para o sódio, colesterol, gordura saturada e principalmente para a gordura trans. Com moderação, ligue o sinal verde para as fibras, gorduras monoinsaturadas e poli-insaturadas. Fique sempre alerta, afinal algumas vezes um bom alimento não cai tão bem porque talvez o modo de preparo não seja saudável (e.g., frituras). Ou então, foi armazenado de maneira errada e acabou estragando antes do prazo de validade. Ou então, esse alimento saudável é acompanhado de um molho que não cai bem (e.g., macarrão integral é saudável e me cai bem, porém se estiver acompanhado de um molho branco passa a não ser mais tão saudável pela minha intolerância à lactose). Às vezes, a culpa está na mente, afinal se passei um dia estressante e estou com muitos problemas, é natural que o meu sistema nervoso influencie o resto do meu organismo e então um alimento com o qual nunca tive problema não caia tão bem nesse dia. Entender bem os caminhos e os sinais nos permite alcançar os nossos objetivos de maneira mais equilibrada e com menos surpresas.

Mudança Necessária: Alterar rotinas nos leva a obter resultados diferentes daqueles que teríamos se permanecêssemos na mesma rota. Na maioria das vezes, essas mudanças não são nada confortáveis no início, mas depois dos primeiros resultados, verificamos o quanto eram necessárias. Alguns precisam mudar parcialmente, outros totalmente, mas a mudança é fundamental para todos. Existe um ditado que diz: "o proibido é o que dá mais prazer". Porém, para quem busca saúde e bem-estar através da alimentação, esse ditado deve ser banido de qualquer parte do nosso cardápio. Um exemplo disso é que a ingestão de um alérgeno, que mesmo saboroso e em boa companhia, coloca a nossa saúde em risco e libera reações nada prazerosas. Sendo assim, é fundamental aprender a dizer não aos alimentos proibidos e talvez aos alimentos que podem ser esporadicamente consumidos. Permita-se experimentar alternativas. Um novo alimento pode ser diferente, nada habitual, mas quando nos permitimos gostar, acabamos percebendo que o desconhecido pode ser igual e muitas vezes melhor do que o anterior.

De Olho no Passado: A cada dia que passa, a população do nosso planeta aumenta muito e junto com ela a demanda por alimentos também. Consequentemente, a produção, processamento e comércio de alimentos se tornam um grande negócio. Quando alguns limites são ultrapassados em alguma etapa deste cenário, os alimentos podem chegar a nossa mesa com qualidade inferior àquela que deveriam ter. Um exemplo disso é que, em alguns casos, a aplicação de agrotóxicos sem procedência ou em quantidades excessivas têm colocado em risco a saúde das pessoas em quase todos os cantos deste mundo. Quando pensamos em alimentação saudável, é importantíssimo parar e olhar para o passado, onde em muitos casos, os alimentos eram cuidados com mais carinho, principalmente em propriedades menores. Atualmente, alimentos cultivados e processados sem a adição de produtos tóxicos, conhecidos como alimentos orgânicos, ganham um espaço crescente a cada dia nos supermercados e mesas das pessoas ao redor do mundo. Alguns estudos comprovam a superioridade nutricional dos alimentos orgânicos em relação aos convencionais. Já outros estudos demonstram que os alimentos orgânicos e convencionais são nutricionalmente similares. Porém, todos os estudos demonstram que os alimentos orgânicos são mais saudáveis por não conterem resíduos tóxicos nocivos à nossa saúde. Os orgânicos são alimentos com preço um pouco mais alto, mas valem o investimento. Outra dica de alimentação saudável é decidir por alimentos integrais. Como o próprio nome já diz, o integral é mais completo que o refinado. Quando optamos por alimentos integrais, damos um grande passo em direção à saúde do nosso organismo. Eles têm em suas estruturas uma maior quantidade de fibras, vitaminas e minerais. Além de serem importantíssimos para o bom funcionamento do nosso organismo, eles ainda previnem uma série de doenças. Têm um baixo índice glicêmico e proporcionam uma sensação de saciedade maior do que os refinados. Por serem mais completos, os alimentos integrais contêm normalmente um pouco mais de calorias, ou seja, todos os alimentos saudáveis quando ingeridos acima das nossas necessidades energéticas (calóricas) contribuem para o ganho de peso. Sendo assim, alimentação saudável se faz com a ingestão de alimentos de qualidade e na quantidade adequada às necessidades individuais das pessoas.

Trabalho em Equipe: Exemplos de alimentos que funcionam como colaboradores da nossa saúde são citados diariamente na internet, programas de TV e rádio, em novos livros, em palestras, conversas informais e diversos outros meios de comunicação. Alguns com base científica e outros sem. Muitas vezes, as pessoas escolhem um alimento funcional e fazem dele o único responsável pela saúde desejada. Quando esse alimento é consumido em excesso, passa a ser um agente que atua contra a saúde do nosso organismo. Sem contar que, em muitos casos, ele se torna também responsável pelo esquecimento da importância da ingestão dos outros alimentos. Nenhuma organização consegue atingir o melhor resultado apenas com um único indivíduo, muito pelo contrário, dependem essencialmente do trabalho em equipe e isso também é verdadeiro para a saúde de cada organismo humano. É fundamental entender que as nossas necessidades alimentares individuais dependem de olhar o nosso organismo de maneira mais ampla e conectada.

Iluminação: A nossa saúde depende muito da luz. Dias nublados sem a presença do sol influenciam negativamente no humor das pessoas. Muitas pesquisas realizadas na Europa, em períodos do ano onde os dias são mais curtos e as noites mais longas, mostram o crescimento do número de pessoas com depressão nesses períodos específicos. As cores na vida só aparecem com a presença de luz. Ao iluminar os nossos pratos, consequentemente trazemos aos nossos olhos as cores. Com isso, deixamos os nossos pratos mais atrativos e alegres. Passamos a prestar mais atenção nele e não ingerimos alimentos simplesmente por comer. Passamos a nos alimentar. Além da importância psicológica da presença das cores em nossos pratos, elas também são fundamentais para que nossa alimentação se torne mais saudável. A diversificação das cores em nosso prato colabora muito com a presença de grande parte dos nutrientes, fundamentais para nosso organismo diariamente. Sendo assim, não deixe de iluminar o seu prato.

Bebida Sagrada: A bebida que não pode faltar e a mais saudável de todas é a água. Sem ela nós não estaríamos presentes neste lugar, também conhecido como planeta água. Já falamos bastante sobre ela na página 101, mas mesmo assim vamos relembrar algumas dicas: beba sempre que sentir sede; em dias mais quentes capriche um pouco mais; consuma sempre que puder, dessa maneira não beberá um grande volume de uma única vez; ache a temperatura mais confortável para você; por ela ser tão importante, um brinde à sua saúde. Existem nutricionistas que não recomendam beber líquidos nas principais refeições, porém existem outros que recomendam um volume moderado. Aos poucos, você terá a sua fórmula ao prestar atenção na resposta diária do seu organismo. Comigo, por exemplo, bebo um copo d'água durante um almoço com alimentos mais sólidos e não bebo nenhum quando os alimentos são mais suculentos; mas durante o dia, deixo uma garrafinha ao meu lado e bebo sempre que estou com sede; muitas vezes bebo mesmo sem sede.

Jornada de Equilíbrio: Muitas vezes, cultivamos hábitos e resultados ruins durante anos, e de repente, no primeiro dia de mudança, queremos que resultados bons apareçam instantaneamente, como um milagre, naquele minuto. O primeiro passo é sempre importante, mas a sequência deles é fundamental para caminhar. Se quisermos que a nossa saúde tenha resultados duradouros, é necessário iniciar e continuar com os bons hábitos alimentares. Com atitude e paciência somos capazes de perceber bons resultados em curtíssimo, médio e longo prazo.

Não acender: Além de todo prejuízo que sozinho é capaz de destruir a nossa saúde física, o cigarro também é capaz de comprometer outras áreas da nossa vida, como a social (e.g., quantas vezes, fumantes comem rapidamente pra fumar, deixando as pessoas que gostariam de conversar com eles durante o almoço). Não me prolongarei muito sobre ele, porque muito já foi dito neste livro, e a maioria dos leitores desse livro já conheciam anteriormente o quanto ele, cigarro, pode prejudicar a nossa saúde. Mas é muito importante dizer que ele diminui a nossa capacidade de sentir os cheiros e sabores dos alimentos, tirando assim, muito do encanto das refeições. Não troque bons momentos e pessoas pelo cigarro. Outra dica sobre acender, evite a TV enquanto realiza as suas refeições. Muitas vezes com ela nos distraímos e não percebemos o quanto e como estamos comendo. Sem contar que, em outras vezes, as pessoas que nos acompanham também não recebem atenção. Tente trocar a TV por uma música em volume baixo. Bom apetite!

Tempo Perfeito: Em muitos casos, as pessoas tentam conquistar outras pelo estômago. Pode ser o amado ou a amada, os filhos, netos, amigos, entre outros. Mesmo depois de muito tempo de convivência, essa conquista continua sendo muito importante, principalmente frente a novos desafios (e.g., desafio da mudança de hábitos alimentares). Sempre que encontrar um tempinho, invista na qualidade. Além da importância dos alimentos saudáveis, tenha em mente que eles podem se tornar cada vez mais atrativos. Use sua criatividade sempre. Se estiver tendo dificuldades em continuar comendo bem, tente envolver os outros membros da sua família. Pode ser no planejamento, preparação ou degustação de uma refeição. Encontrar aliados sempre nos fortalece. Em equipe ou não, lembre-se que a sua refeição deve ter um bom clima sempre que possível. Invista no planejamento da sua refeição, faça dela uma refeição bonita e atrativa, melhor se tiver uma boa parceria; não tenha pressa, mastigue bem os alimentos, deixe uma música de fundo, não leve os seus problemas de trabalho para a mesa, relaxe e aproveite. Esse momento é especial. Saúde!

Poder de poder: Nem sempre as pessoas estão dispostas a mudar, mas nem por isso somos obrigados a permanecer com elas no mesmo lugar. Seria perfeito mudar juntos. Mas, se não for possível fazer esta parceria, mude você. A vida é uma grande oportunidade de conhecer o desconhecido, de errar e de acertar. Ela é a nossa grande oportunidade para aprender. Continue forte e não desista das coisas que pra você são importantes. Tenho certeza que a mudança e a continuidade dos seus hábitos alimentares saudáveis vão te trazer boas e significativas mudanças em sua vida, que poderão ser vistas no seu corpo, mas essencialmente, estarão presentes na sua mente.

5. MOVIMENTO

Neste capítulo, abordaremos o movimento como responsável pela utilização de grande parte da energia armazenada e disponível em nosso organismo. Afinal, armazenar e não utilizar é um grande desperdício.

BENEFÍCIOS

Muitas vezes o primeiro resultado esperado pelas pessoas em relação ao movimento é o estético. Esse resultado é importante, mas não é o único e nem o principal. Os principais benefícios do movimento são os importantes resultados que se manifestam em nossa saúde física e mental. Afinal, somos seres criados de maneira única e com sistemas interconectados. Essencialmente, somos seres criados para o movimento. É fundamental manter em movimento o que temos disponível. Sendo assim, o sedentarismo físico e mental são extremamente prejudiciais à nossa saúde. Quando deixamos o sedentarismo de lado e nos colocamos em movimento, investimos então no fortalecimento dos nossos músculos e ossos, na prevenção de doenças cardiovasculares e respiratórias, no bom funcionamento do sistema digestivo, no combate ao colesterol, diabetes e obesidade, na qualidade de raciocínio e das nossas emoções, na nossa autoestima e bem-estar, entre tantas outras coisas. Esse importante investimento nos permite ter mais qualidade no nosso relacionamento com nós mesmos, com as outras pessoas e com o mundo ao nosso redor. Os bons resultados, fruto do movimento, aparecem tanto em nossa vida pessoal quanto na profissional.

MOVIMENTO SEGURO

A atividade física tem sempre melhores resultados quando existe planejamento. Porém, para que este planejamento seja bom, é fundamental inserir avaliações iniciais antes de qualquer outro passo. É importantíssimo saber se estamos completamente aptos ou se existe alguma restrição para a prática de atividades físicas. Para obter estas respostas iniciais, é fundamental a realização de uma avaliação médica. Além do exame clínico, normalmente são solicitados: exames laboratoriais que incluem sangue, urina e fezes; exames de imagens, como o ecocardiograma; e um eletrocardiograma de esforço. Caso exista alguma alteração importante em qualquer um desses exames, outros complementares também podem ser solicitados. Em posse deste atestado médico, o próximo passo é o planejamento da atividade física, onde a presença de um educador físico é importante e contribuirá com melhores resultados. Algumas pessoas usam substâncias não autorizadas, que não foram prescritas por médicos, que não trazem resultados duradouros e extremamente prejudiciais à saúde. Portanto, o uso de medicamentos que prometem resultados mágicos para emagrecer e principalmente o uso de esteroides anabolizantes não são recomendáveis.

EXERCÍCIO FÍSICO

O Ser Humano tem em sua constituição um grande sistema que contém ossos e músculos, que além de contribuir com o bom funcionamento do nosso organismo e gerar movimento, também nos dão forma. Essa forma física é a mais clara prova que somos seres criados para o movimento. Além da forma, os ossos protegem nossos órgãos vitais e em conjunto são uma estrutura articulada, também conhecida como esqueleto. O esqueleto de um adulto contém 206 ossos. Esses ossos se conectam através de tendões aos músculos esqueléticos, também conhecidos como motores, porque se contraem ativamente, e em conjunto geram sustentação e movimento corporal. Temos mais de 400 músculos esqueléticos, que representam quase 50% do nosso corpo. Na figura 5.1 encontramos alguns desses músculos que são responsáveis pelos movimentos humanos.

Sempre que nos colocamos em movimento estamos realizando uma atividade física, que pode ser estruturada ou não. Atividades naturais e não estruturadas que realizamos no dia a dia normalmente recebem o nome de “AVDs”, Atividades de Vida Diária. Essas AVDs estão presentes tanto em nossa vida pessoal quanto na profissional. As atividades diárias podem não ser suficientes para nos manter saudáveis. Essa insuficiência também é conhecida como sedentarismo. Sendo assim, é necessária a inclusão de uma atividade física que seja realizada de maneira estruturada e planejada, também conhecida como exercício físico. Assunto que sempre esteve presente e sempre estará enquanto existirmos neste mundo.

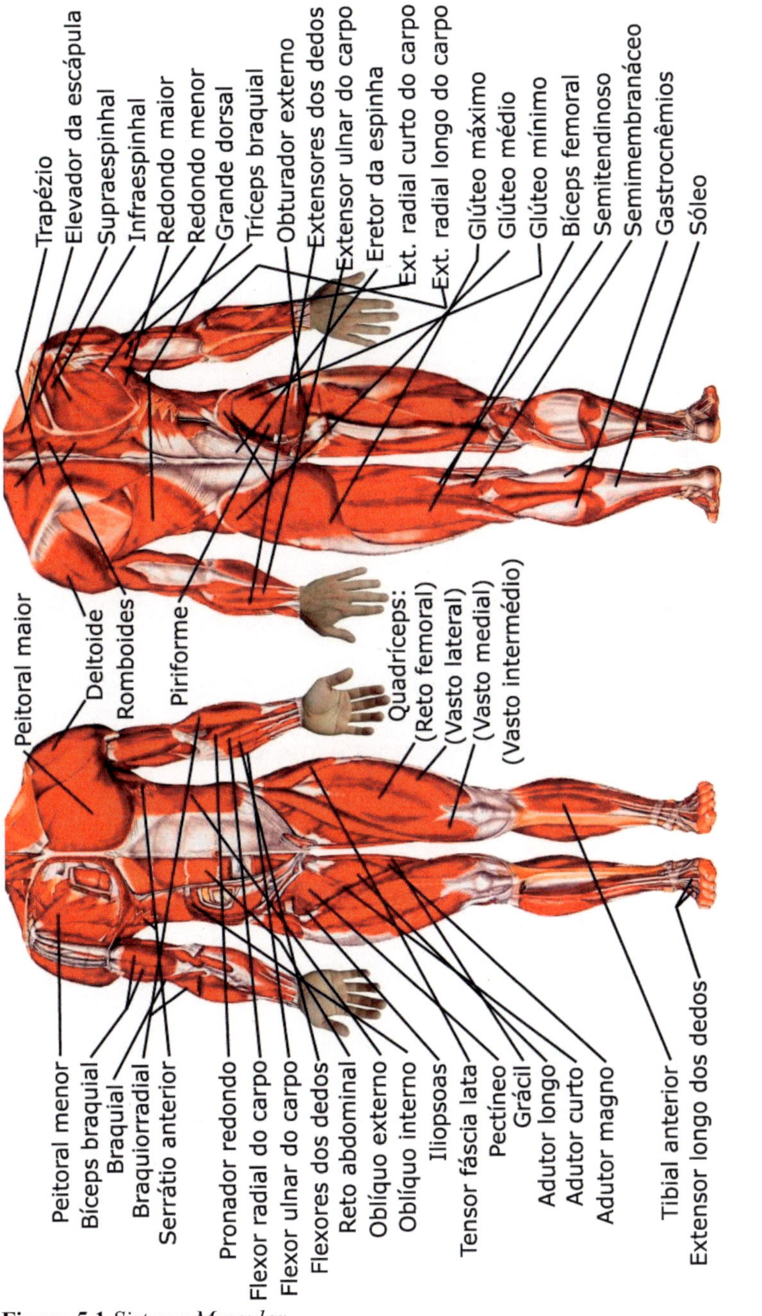

Figura 5.1 *Sistema Muscular*

Individualidade Biológica: Apesar de pertencermos a uma mesma espécie, nós, seres humanos, somos diferentes e com características únicas. Essas diferenças individuais não são apenas genéticas, mas também dizem respeito a nossa jornada de vida, porque desde a nossa vida uterina até agora, fomos expostos de maneira diferente ao mundo. Portanto, somos seres de uma mesma raça, porém com características e principalmente com necessidades diferentes. Por isso, respeitar a individualidade biológica é fundamental e no exercício físico isso também deve ser observado. As transformações em nosso organismo e a velocidade com que carregamos, utilizamos e recarregamos energia também são diferentes de indivíduo para indivíduo. A essas transformações e à velocidade do nosso organismo, damos o nome de metabolismo. Além das diferenças metabólicas, o exercício físico também deve levar em conta as nossas diferenças em relação à massa e composição corporal, tipo morfológico e à constituição das fibras musculares. Caso queira fazer o cálculo do seu Índice de Massa Corpórea, IMC, para avaliar de forma rápida o seu peso, a fórmula está na página 56. O resultado desse índice nos ajuda a ter uma ideia da urgência da perda de peso, do cuidado com a saúde e que tipos de exercícios não serão recomendados em um primeiro momento, como a corrida para indivíduos com sobrepeso e obesidade, afinal, devemos preservar as articulações do impacto demasiado e prejudicial. Para a prescrição e controle de exercícios físicos, a avaliação da composição corporal também é bastante útil. A técnica indireta mais utilizada para essa avaliação é a mensuração de dobras cutâneas, mas também existem outras técnicas importantes, podemos citar algumas: pesagem hidrostática, análise por impedância bioelétrica, avaliação ultrassônica de gordura, absorciometria com raios-X, imageamento por ressonância magnética e mensuração antropométrica. As cinco dobras cutâneas mais usadas (tricipital, subescapular, abdominal, suprailíaca e coxa) podem ser vistas na figura 5.2.

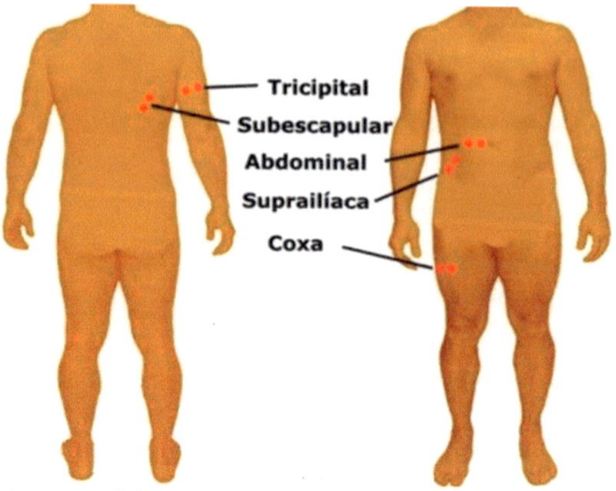

Figura 5.2 *Principais dobras cutâneas para avaliação da composição corporal*

Os resultados das avaliações de composição corporal nos permitem ter mais qualidade de informações e um número maior de variáveis para prescrever exercícios do que aquelas avaliações que utilizam massa corporal e estatura apenas. Afinal, podemos ter um indivíduo com músculos ou ossos mais pesados e uma porcentagem de gordura corporal menor do que outro, mesmo tendo a mesma massa corporal e estatura. Muitas pessoas colocam como metas determinados padrões corporais e mesmo com anos de exercícios não conseguem atingir. Isso acontece porque esquecemos que a genética é importante e que as melhores comparações estéticas são aquelas onde comparamos o nosso presente com o nosso passado ou futuro, mas não comparamos com outras pessoas. Sempre podemos melhorar as nossas características corporais, mas dificilmente conseguiremos transformá-las em outras completamente diferentes de maneira natural. Algumas características corporais similares podem associar pessoas a um dos três grupos morfológicos: ectomorfo, mesomorfo e endomorfo. O ectomorfo possui ombros, cintura e quadril mais estreitos, músculos delgados e são longilíneos. O mesomorfo tem músculos bem aparentes, o corpo tem aparência maciça e pesada, com ossos grandes, tendem a ter cintura baixa e aparência atlética. O endomorfo tem aparência corporal bem encorpada e larga, ombros quadrados, aparentemente com braços e pernas curtas, cintura alta e com músculos volumosos e arredondados. Abaixo, na figura 5.3 encontramos a comparação entre os três tipos.

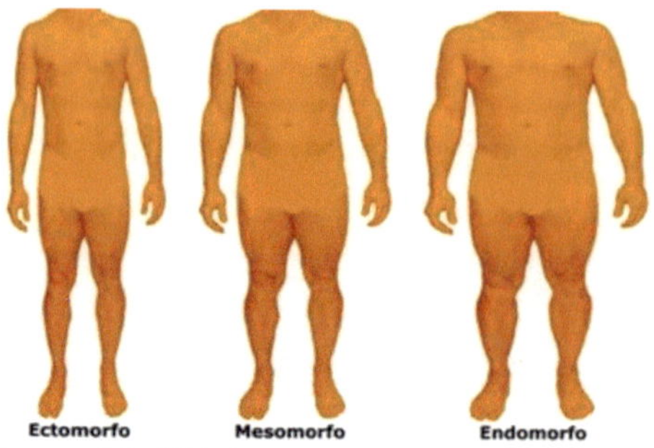

Figura 5.3 *Grupos Morfológicos*

Muito importante ao falar em exercícios físicos e individualidade biológica, é pensar que os músculos esqueléticos são constituídos de forma diferente de pessoa pra pessoa e também podem ter variações entre grupos musculares de um mesmo indivíduo. Sendo assim, a constituição de um quadríceps femoral pode ser diferente da de um peitoral maior de um indivíduo. Existem dois diferentes tipos de fibras musculares: a fibra de contração lenta, também conhecida como fibra vermelha ou tipo I e a fibra de contração rápida, também conhecida como fibra branca ou tipo II. As fibras do tipo II são maiores, mais fortes e rápidas do que o tipo I. Porém as fibras do tipo I trabalham por um tempo superior e são muito mais resistentes a fadiga do que o tipo II. Um músculo esquelético pode ser constituído com os dois tipos de fibra de maneira equilibrada ou pode existir uma predominância de um deles. Quanto maior a predominância de uma das fibras, maiores são as chances do treinamento de um atleta ser bem sucedido. Dois bons exemplos disso: atletas de elite dos 100 metros rasos têm predominância de fibras do tipo II e os maratonistas têm as do tipo I como predominantes. Lógico que a genética sem um treinamento adequado não traz os melhores resultados. Sendo assim, as atividades em grupo deveriam ter exercícios com estímulos mais individualizados. Afinal, grupos de pessoas treinando na mesma intensidade podem impactar seus organismos com estímulos demasiados ou até insignificantes. O estímulo ideal dá o seu primeiro passo quando a individualidade biológica é respeitada.

Objetivos: Quais? Como? Quando? Estas e outras perguntas são importantes, não apenas para o exercício físico, mas também em todas as áreas de nossa vida. As perguntas são fundamentais quando procuramos direção. Porque sem direção e sem propósito, qualquer caminho normalmente nos leva até lugar nenhum. Para estabelecer objetivos é importante ter óculos bem regulados. Afinal, quando as nossas lentes exageram ou minimizam, deixamos de ver a realidade. Portanto, antes de realizar um exercício, devemos ter objetivos para que possamos adequar o exercício ao objetivo e não ao contrário. Muito importante lembrar que, para atingir objetivos físicos, devemos estar atentos ao exercício, que é uma atividade estruturada, e também às atividades de vida diária. Quando o nosso objetivo é prevenção, se torna fundamental cuidar da postura em atividades como ao usar o computador no trabalho, assistir televisão sentado no sofá, realizar as nossas refeições, ao dormir na cama e ao deitar e levantar da mesma. Além da prevenção, podemos citar outros objetivos que normalmente as pessoas têm: melhora do tônus ou hipertrofia muscular; emagrecimento; condicionamento cardiopulmonar; reabilitação de lesões; fazer novas amizades; criar equilíbrio entre o lado esquerdo e o direito ou entre a parte superior e inferior do corpo; aliviar as tensões do trabalho; caso tenha alguma deficiência motora, criar independência; caso seja atleta, melhorar o desempenho; sentir bem-estar; entre outros. Os exercícios físicos devem estar sempre associados a um ou mais objetivos, de acordo com a necessidade de cada indivíduo.

Prescrição: Existe uma grande variedade de testes máximos e submáximos que podem servir de referência na hora de prescrever uma atividade ou um exercício físico específico. Infelizmente, algumas vezes, esses testes podem não estar disponíveis. Mesmo sem a precisão desses dados, podemos usar tabelas que classificam determinadas atividades de maneira aproximada e que também nos ajudam a quantificar e comparar atividades físicas. Essas tabelas de atividades podem ser classificadas através de diversas medidas (e.g., METs; quilocalorias). METs correspondem aos múltiplos da taxa metabólica em repouso. Sendo assim, um MET corresponde à nossa taxa de repouso, dois METs correspondem ao dobro da taxa, três e meio METs corresponde à três vezes e meia da taxa metabólica em repouso, e assim por diante. Como a medida em quilocalorias está mais presente na vida das pessoas do que em MET, disponibilizei abaixo a tabela 5.1 que classifica em ordem crescente, algumas atividades físicas em relação à energia aproximada gasta em quilocalorias. Essa tabela corresponde aos dados de dois adultos com trinta anos de idade, um metro e setenta centímetros de altura e setenta quilos. A coluna azul corresponde ao adulto do sexo masculino e a vermelha, ao feminino. Importante informar que normalmente existem pequenas variações entre pessoas com mesma idade, altura e peso. Os valores também podem ter variações caso as nossas medidas sejam diferentes das exemplificadas na tabela. Resumindo: pessoas com mesma idade e com maior estatura ou peso, tendem a ter valores maiores; e pessoas com mesma idade e com menor estatura ou peso, tendem a ter valores menores. Uma atividade física intensa não necessariamente é a melhor atividade. Normalmente, atividades intensas não são executadas por longos períodos. A melhor atividade é aquela onde nos sentimos bem. Com esse sentimento, os resultados da atividade física aparecem mais rápido e com mais qualidade.

Atividade	**Mulheres**	**Homens**
Lavar Roupa	64.71	72.06
Trabalho doméstico, cozinhar, fazer compras	74.40	82.85
Bilhar / Snooker	78.15	87.03
Cuidados do animal de estimação	85.03	94.69
Manutenção do Automóvel	91.59	102.00
Boliche	93.78	104.44
Treinamento de Força na Academia	93.78	104.44
Ioga	93.78	104.44
Lavar o Carro	93.78	104.44
Brincar com crianças	103.16	114.88
Jardinagem	114.41	127.41
Golfe	117.23	130.55
Caminhada	118.79	132.29
Dança	140.67	156.66
Pesca	140.67	156.66
Navegar / Velejar	145.05	161.53
Beisebol	156.30	174.06
Vôlei	171.93	191.47
Esgrima	187.56	208.88
Caminhadas intensas	187.56	208.88
Patinação	187.56	208.88
Natação por diversão	187.56	208.88
Ginástica Aeróbica	213.51	237.77
Esqui, Patinação no gelo, Snowboard	218.82	243.69
Futebol com Amigos	218.82	243.69
Corrida leve	234.45	261.09
Basquete	250.08	278.50
Ciclismo	250.08	278.50
Futebol Americano	250.08	278.50
Hóquei	250.08	278.50
Corrida moderada a 8 km/h	250.08	278.50
Esportes de Raquete	265.71	295.91
Escaladas	296.97	330.72

Natação competitiva	296.97	330.72
Artes Marciais	312.60	348.13
Rúgbi	312.60	348.13
Futebol competitivo	312.60	348.13
Corrida intensa a 11.2 km/h	359.49	400.34

Tab 5.1 Gasto Calórico aproximado para 2 adultos, um homem e uma mulher. Ambos com 30 anos, 1,70 m e 70 kg. Os valores correspondem à atividade em 30 minutos.

Mais à frente, falaremos sobre alguns princípios importantes na atividade física, porém é fundamental ouvir e respeitar o que nosso corpo diz. Se o escutarmos bem, saberemos a hora certa de aumentar, manter ou diminuir o ritmo e até a duração da atividade.

Meios: Em muitos lugares, o exercício físico em academias com carga realizado em aparelhos pequenos e grandes foi generalizado como musculação e responsável por deixar todas as pessoas muito "musculosas". Felizmente isso não acontece, afinal ficar muito "musculoso" depende da constituição genética, da carga do exercício, do descanso, da alimentação, etc. Eu considero uma sala de musculação apenas mais um lugar onde as pessoas podem realizar exercícios cardiovasculares e neuromusculares (localizados e globais). É mais um ambiente que usamos como meio para atingir objetivos de saúde, estéticos, sociais, desempenho desportivo, etc. Nas próximas duas páginas têm algumas opções de ambiente onde você pode realizar exercícios físicos, alcançar seus objetivos e sentir-se bem. Fique à vontade para adicionar mais opções.

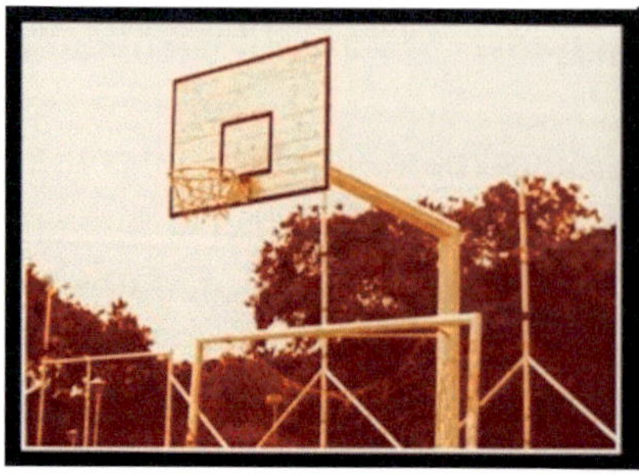

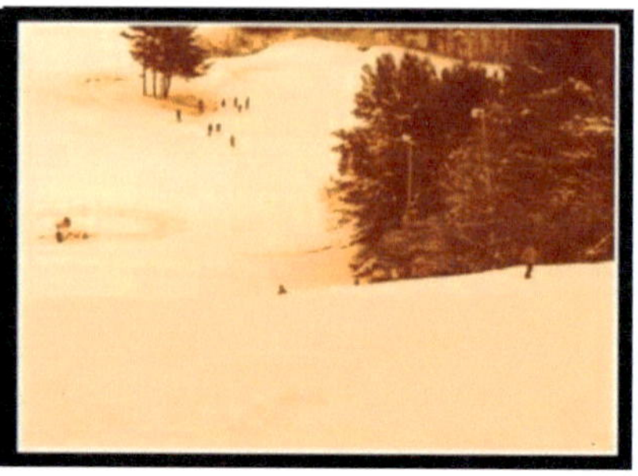

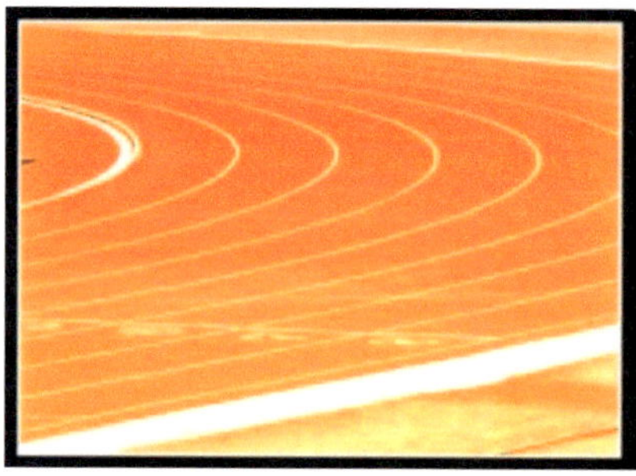

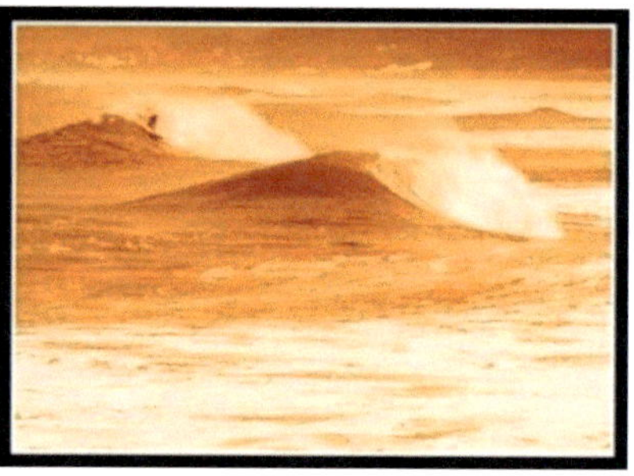

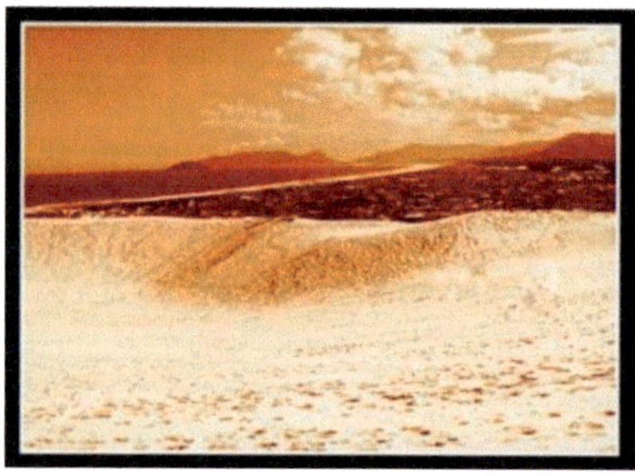

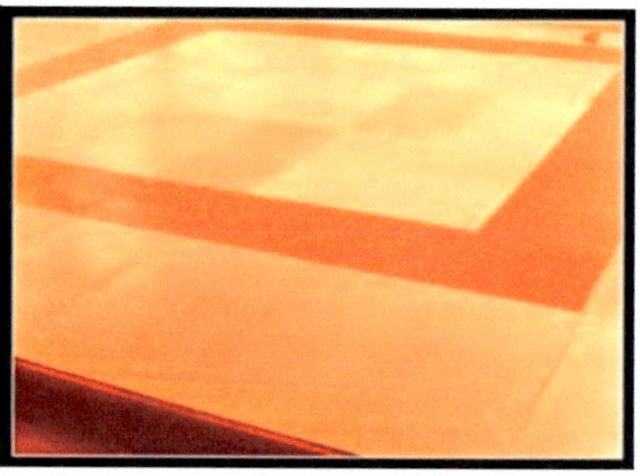

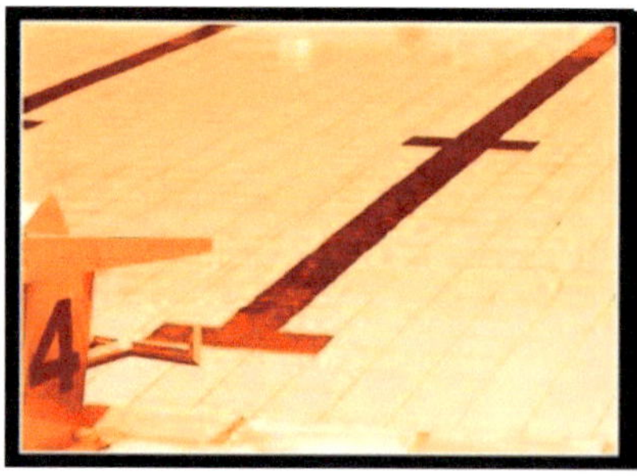
4

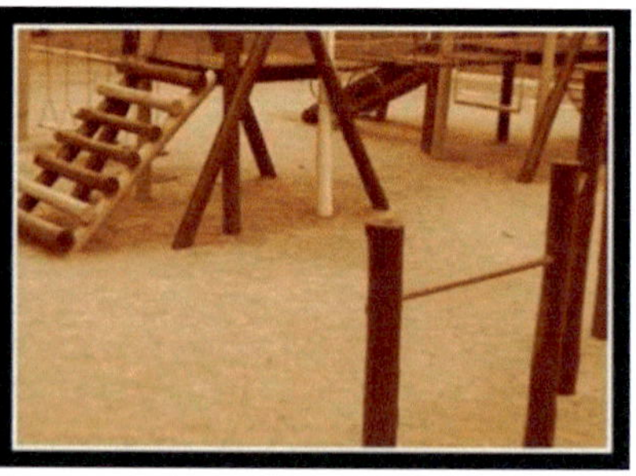

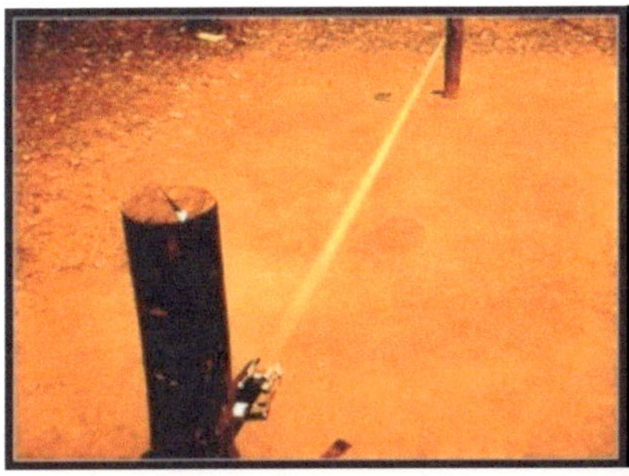
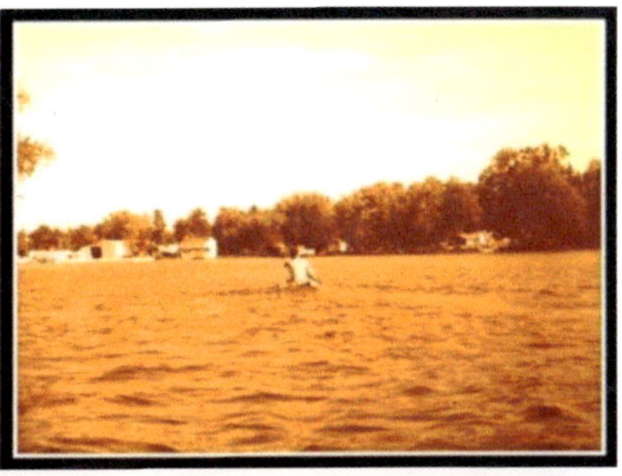
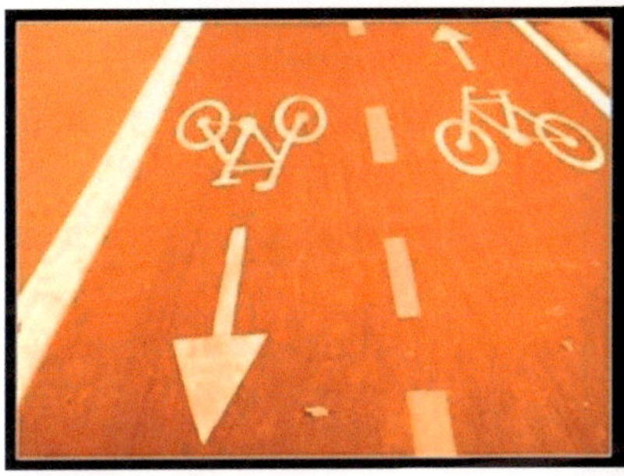
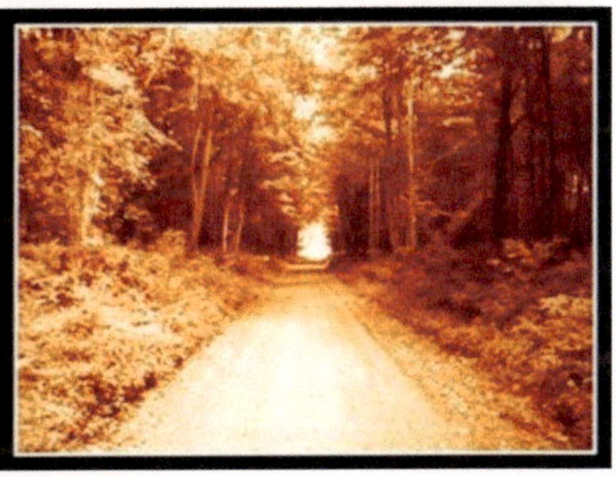
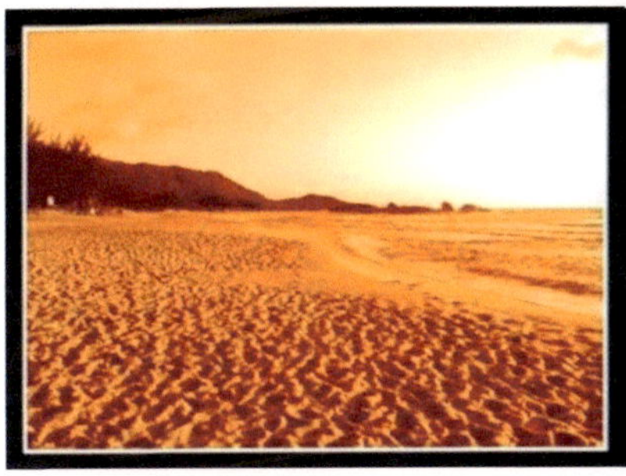
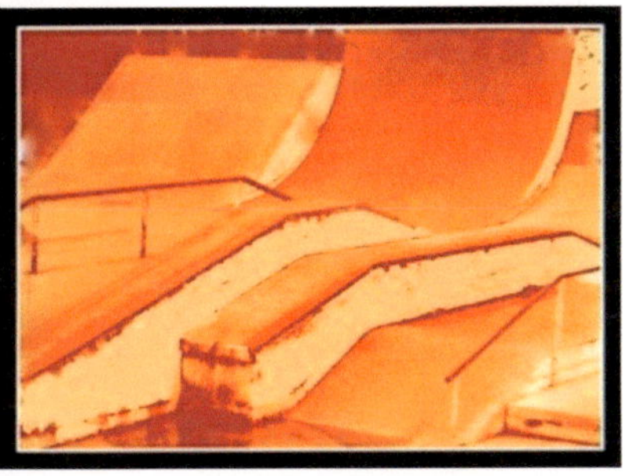
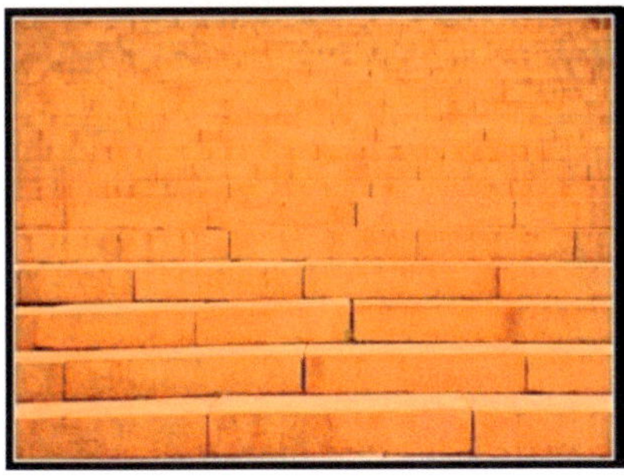
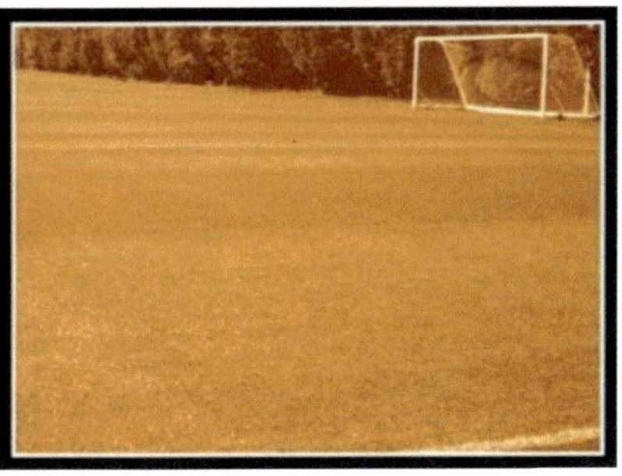

Equipamentos: Os principais equipamentos para a prática de atividades físicas estão relacionados ao que vestimos e calçamos. Não podem ser nem muito folgadas e nem muito apertadas. Elas devem ser adequadas e confortáveis. No inverno, as roupas devem nos permitir transpirar e manter aquecidos. No verão, a transpiração continua sendo fundamental, mas neste caso não podemos vestir roupas e calçados que aumentem ainda mais a nossa temperatura ocasionando desidratação demasiada. Sendo assim, roupas leves e claras são recomendadas. O calçado deve ser sempre adequado à atividade física. Normalmente, os vendedores e os sites de cada fabricante de calçado explicam bem as diferenças entre as diversas opções. O amortecimento é um fator bastante importante, principalmente para as nossas articulações. Porém, se um tênis de corrida for utilizado para praticar futsal ou basquete, ele vai ser extremamente perigoso. Isso acontece porque os tênis de corrida são mais altos e tanto o basquete quanto o futsal são esportes que exigem muita mudança de direção, expondo assim o praticante a uma possibilidade grande de entorse. Já os tênis para basquete e futsal não são apropriados para corredores por não absorverem tanto o impacto. Abaixo, a figura 5.4 mostra três tipos de pisada. É importantíssimo conhecer a sua porque além de ter uma resposta melhor de treinamento, também contribuem para diminuir os riscos de lesão, principalmente quando o tênis tiver a pisada contrária ao pé do praticante. Os três tipos de pisada são: pronada, neutra e supinada. A pisada pronada tem o seu primeiro contato com o solo, o apoio total e o impulso realizado principalmente pela região medial ou interna do pé. Já a supinada é realizada principalmente através da região lateral ou externa do pé. A neutra, como o próprio nome já diz, acontece de maneira mais central e equilibrada.

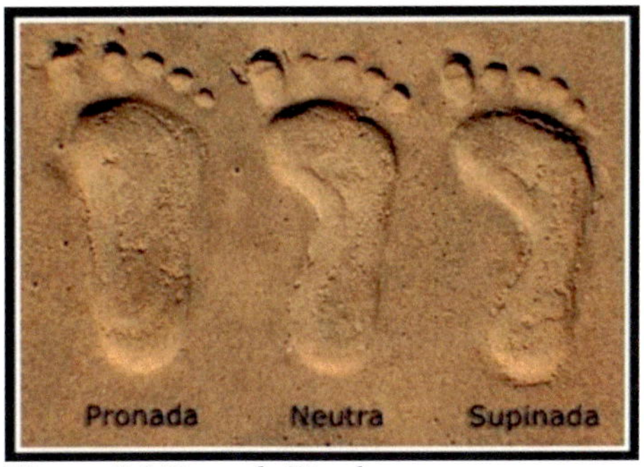

Figura 5.4 *Tipos de Pisada*

Se possível, procure ter também um monitor de frequência cardíaca com cronômetro. Halteres, caneleiras, bastões, elásticos, fita métrica, adipômetro, esteira e bicicleta ergométrica são exemplos de materiais que podemos ter e nos exercitar em casa, porém não os recomendo se utilizá-los apenas como cabide ou para juntar pó, seria desperdício de dinheiro e espaço. Prefira sempre sair e praticar atividades físicas em ambientes diferentes da sua residência ou do seu trabalho. Porém, se não conseguir gerenciar seu tempo ou se os lugares forem mesmo muito distantes, aí sim sou a favor de um investimento consciente. Independente do local de exercício, a garrafinha de água pessoal nunca pode faltar.

Princípios: Para absorver e utilizar bem as informações relacionadas à atividade física, é importante entender o que é fundamental sobre esse assunto. Se tivermos um bom entendimento, seremos capazes de construir e manter bons resultados. Apesar de pequeno, eu considero a parte dos princípios como o coração desse capítulo e de qualquer outro tipo de movimento que busca a saúde. Os princípios que considero mais importantes são:

- *Princípio da Mudança.* Muitas vezes queremos ter resultados diferentes, mas continuamos a fazer as mesmas coisas. Sendo assim, dar o primeiro passo é fundamental. Sair da zona de conforto gera certo desconforto inicial, mas depois os nossos movimentos fluem naturalmente, geram resultados e satisfação.
- *Princípio da Vigilância.* É muito importante observar as nossas transformações durante toda jornada. Se estivermos sempre atentos ao nosso interior, perceberemos que existem dias que devemos diminuir um pouco o ritmo, em outros manter e em outros até acelerar. Portanto, mesmo com um planejamento de movimento estabelecido, podemos realizar algumas alterações dependendo do momento que nos encontramos.
- *Princípio da Progressividade.* Para trilhar caminhos saudáveis através da atividade física, devemos

respeitar os limites do nosso corpo. Se fizermos isso, estaremos no caminho correto. Começar com quarenta por cento do que somos capazes de realizar hoje e ir progredindo gradualmente dia a dia, semana a semana, ano a ano, vai nos manter em evolução. A motivação é muito importante, porém, ela não deve nos levar a realizar no primeiro dia tudo aquilo que deixamos de realizar nos dias, meses e anos anteriores.

- *Princípio da Adaptação*. Esse princípio dita o ritmo da progressividade. Conquistamos os nossos objetivos de saúde de degrau em degrau e com segurança. Cuidado para não correr e saltar na subida dessa escada, porque podemos despencar. O princípio da adaptação é caracterizado pelo trabalho que realizamos e o tempo que damos ao nosso organismo para se adaptar a esse estímulo. Quando estamos adaptados e equilibrados em um nível, esse é o momento ideal para subir mais um degrau, ou seja, estamos aptos a aumentar a duração e/ou a intensidade de um exercício.

- *Princípio da Continuidade.* Para não perder o que foi conquistado é importante se manter em movimento. Quando deixamos de continuar, satisfeitos com aquilo que conquistamos, não permanecemos no mesmo lugar, mas sim começamos um caminho de volta ao ponto zero.
- *Princípio da Individualidade.* Mesmo já vista anteriormente neste livro, página 143, a individualidade também deve ser lembrada novamente como um importante princípio. Da mesma maneira que temos necessidades e objetivos diferentes uns dos outros, também devemos individualizar ao máximo a atividade física para obter os melhores resultados.
- *Princípio do Equilíbrio Lateral.* Mesmo que um dos lados do corpo tenha maior habilidade do que o outro, não significa que o de menor destreza deve ser

esquecido. Muito pelo contrário, os dois lados do nosso corpo devem trabalhar com qualidade para que o equilíbrio entre eles seja alcançado.

- *Princípio da Conexão.* O movimento deve se conectar à nutrição e ao descanso para nos proporcionar saúde, qualidade de vida e bem-estar. Estes três pilares (movimento, nutrição e descanso) se complementam e nos levam mais longe apenas quando estão conectados. Portanto, a nutrição e o descanso precisam ser adequados às nossas atividades físicas, que incluem as atividades de vida diária e os exercícios físicos.

Histórico: Toda informação importante deve ser armazenada, inclusive aquelas relacionadas ao exercício. Uma boa dica é manter um histórico, porque servirá como avaliação, controle durante um período de atividade física e reavaliação final. Informações são importantes não apenas para prescrever uma atividade ou decidir por uma mudança de estratégia, mas também como recompensa dos resultados alcançados e como motivação para seguir em frente.

Sessão de Treinamento é o período separado para a realização de exercícios em um dia de treinamento. Um dia pode conter uma ou mais sessões de treinamento e cada uma delas deveria ter três partes: aquecimento, parte principal e resfriamento. Na sequência, explicaremos e exemplificaremos essas três partes separadamente.

Aquecimento:

O aquecimento de cada sessão serve como preparação para a parte principal e deve ser adequado a ela. Quando a parte principal tem características de trabalho neuromuscular, onde o foco é um trabalho mais localizado, o aquecimento adequado é realizado através do alongamento dos músculos que serão utilizados e da realização leve e menos intensa dos principais exercícios que posteriormente serão executados. Se na parte principal, neste caso um trabalho com foco neuromuscular, executarmos uma série de rosca bíceps de quinze repetições com carga de seis quilos, podemos usar como exemplo de aquecimento, o alongamento número 7 da figura 5.5 e a execução de uma série de rosca bíceps de vinte repetições com carga de dois quilos.

Quando a parte principal tem características de trabalho cardiopulmonar, onde o foco é um trabalho mais geral, o aquecimento adequado é realizado através do alongamento dos principais músculos do nosso corpo envolvidos na segunda parte da sessão e através da execução da atividade principal de maneira menos intensa. Se na parte principal, neste caso um trabalho com foco cardiopulmonar, realizarmos uma caminhada ou um trote a 6.5 km/h durante trinta minutos, podemos usar como exemplo de aquecimento, todos os alongamentos da figura 5.5 e a realização de uma caminhada a 4 km/h durante três minutos.

Geralmente, o aquecimento tem o seguinte padrão: o alongamento em cada posição é realizado estaticamente e com duração média de quinze segundos; cada exercício neuromuscular nesta parte tem carga leve e contém vinte repetições; se a atividade cardiopulmonar estiver presente na parte principal, o mesmo exercício acontece no aquecimento com menos intensidade e duração média de três minutos. A duração e o número de repetições de cada exercício no aquecimento serão maiores quando a temperatura ambiente for baixa.

Na próxima página, temos a figura 5.5 que corresponde a uma sequência de alongamentos que podem ser usados antes da maioria das atividades. Essa sequência demonstra alongamentos iniciados na parte superior e finalizados na parte inferior do nosso corpo. Porém, se preferir, também pode inverter a sequência, realizando-a de baixo para cima. Tente não bloquear a respiração nos alongamentos, respire normalmente. Entre o alongamento e o aquecimento com carga leve, alguns profissionais indicam movimentos circulares dos tornozelos, quadril, ombros, punhos e pescoço, tanto em atividades com foco neuromuscular quanto cardiopulmonar. Normalmente são cinco movimentos circulares para a esquerda e cinco para a direita.

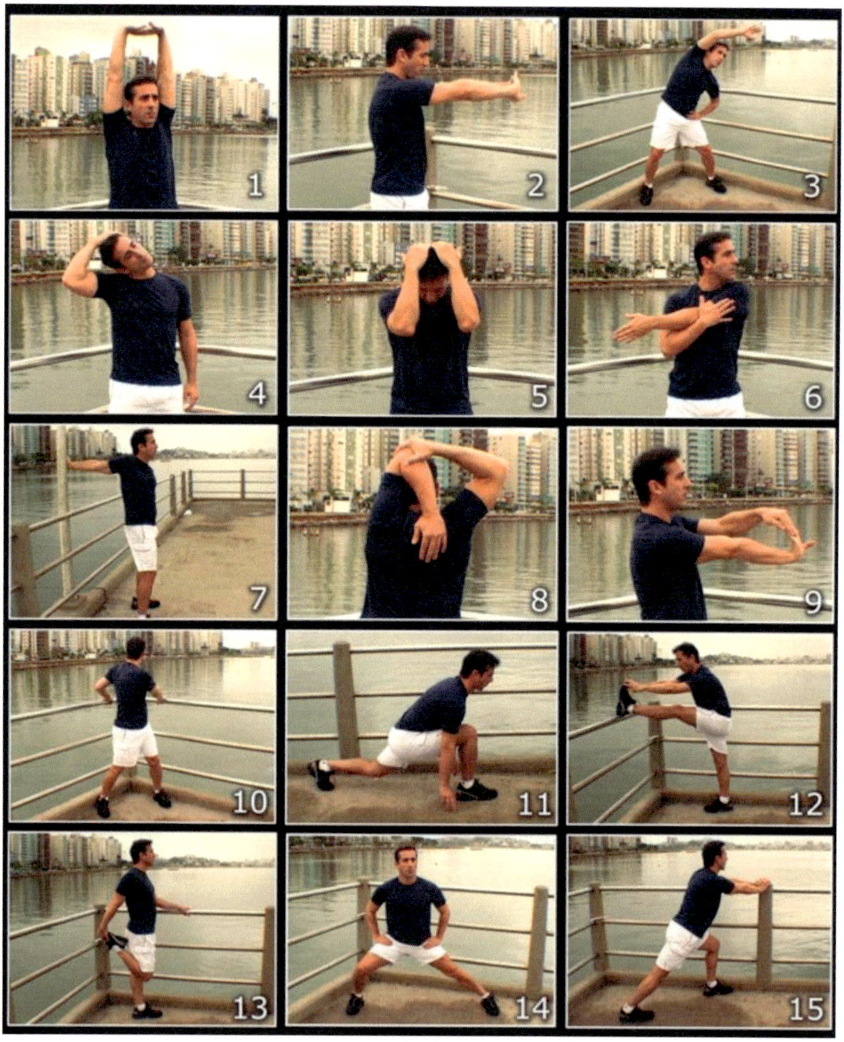

Figura 5.5 *Sequência de Alongamentos*

Parte Principal:

Parte principal é a segunda e a mais importante porção da sessão de treinamento, onde a somatória de cada exercício executado contribui para que os objetivos de cada sessão e o objetivo final do treinamento sejam alcançados. Normalmente, a parte principal de uma sessão de treinamento contém atividades neuromusculares ou atividades cardiopulmonares, porém em alguns casos pode conter as duas. Vamos entender importantes conceitos dessas duas atividades dentro da parte principal de uma sessão de treinamento.

A) Neuromuscular

Os exercícios realizados nesse tipo de atividade são mais localizados e cada um representa menos que dezessete por cento da nossa musculatura esquelética. Portanto, o impacto orgânico é menor e o impacto muscular é maior quando os exercícios realizados têm o foco no sistema neuromuscular do que quando os exercícios focam no sistema cardiopulmonar. Nossos músculos esqueléticos têm duas características importantes: contração e relaxamento. A primeira é responsável pelo trabalho, pela força, pelo encurtamento dos músculos. Já a segunda é responsável por facilitar o movimento contrário, o alongamento dos músculos, a flexibilidade.

Quando o objetivo da parte principal da sessão de treinamento é melhorar a flexibilidade, que é o maior grau seguro de amplitude articular e alongamento muscular, temos que realizar um aquecimento leve para aumentar a irrigação sanguínea e consequentemente a temperatura corporal. Podemos alcançar um bom aquecimento: pedalando, caminhando ou trotando levemente durante dez minutos. Caso a temperatura ambiente esteja baixa, podemos aumentar o tempo de aquecimento ou utilizar roupas mais quentes, porém confortáveis e que não limitam movimentos. Existem muitos métodos utilizados para melhorar a flexibilidade e esse aprimoramento pode ser alcançado através de movimentos ativos e/ou passivos, estáticos e/ou dinâmicos, com ou sem auxílio de um parceiro, apenas com o relaxamento ou com a combinação entre a contração e o relaxamento da musculatura.

Nos últimos vinte anos, sempre que precisei desenvolver a flexibilidade dos meus alunos, pacientes e atletas, utilizei meu próprio método, *EG Flex 80*, e obtive ótimos resultados com ele. Ele é um método passivo e estático de flexibilidade, realizado com concentração e controle da respiração, que busca o maior relaxamento mental e muscular durante oitenta segundos. Após o aquecimento, como vimos no parágrafo anterior, podemos resumir o *EG Flex 80* da seguinte maneira: **a)** movimentos são executados com o auxílio de um parceiro ou de materiais como elásticos, cordas, bastões ou toalhas; **b)** em um ambiente confortável e sem distrações; **c)** músicas calmas podem ser utilizadas e são recomendadas; **d)** a postura de cada posição inicial deve ter qualidade e ser equilibrada; **e)** inspirar profundamente e em seguida expirar enquanto realiza o alongamento com auxílio de um parceiro ou material; **f)** parar na posição de maior grau e sem dor durante vinte segundos, sem bloquear a respiração, respirando naturalmente e relaxando ao máximo a musculatura que está sendo alongada; **g)** a partir dessa posição conquistada, repetir mais três vezes este processo partir da letra "e" para completar os oitenta segundos; **h)** após o término, não retornar a posição inicial através da musculatura alongada, mas sim de forma passiva, através do auxílio do parceiro ou material. Sugiro que o método *EG Flex 80* aconteça pelo menos uma vez por semana e em dias que não possuem outras sessões de treinamento. A manutenção dos bons resultados desse método depende também da continuidade da realização dos alongamentos pré e pós parte principal de cada sessão neuromuscular e/ou cardiopulmonar.

Como falamos anteriormente, a contração é a primeira característica da musculatura esquelética e a responsável por produzir força que usamos contra uma resistência. Existem três tipos de contração muscular: **a)** contração concêntrica, que ocorre quando a força é superior à resistência, levando ao encurtamento muscular e produzindo então movimento positivo; **b)** contração excêntrica, que ocorre quando a força é inferior à resistência, levando ao alongamento muscular e produzindo então movimento negativo; **c)** contração isométrica, que ocorre quando a força é igual à resistência, levando a musculatura permanecer na mesma posição sem produzir movimento. Sendo assim, um exercício estático é produzido pela contração isométrica e um exercício dinâmico é produzido pela contração concêntrica e excêntrica.

No treinamento neuromuscular, quanto maior a carga de um exercício, maior é o ganho de força máxima e quanto maior o número de repetições de um exercício, maior é o ganho de força resistente. Muito importante lembrar que a melhora do nosso condicionamento físico não depende apenas da atividade, mas também depende do descanso. Na maioria das vezes, as atividades com maior duração e/ou com maior número de repetições são aquelas que necessitam de um maior tempo de recuperação quando comparadas àquelas com menor duração e/ou com menor número de repetições. A força neuromuscular pode ser classificada em seis modalidades: **a)** força máxima: é a maior capacidade de contração muscular frente à maior resistência tolerada, que é apenas alcançada quando o exercício é isométrico; **b)** força submáxima: é a maior capacidade neuromuscular para a execução de um único movimento dinâmico frente à maior resistência tolerada; **c)** força pura: é a capacidade neuromuscular para a execução de dois a cinco movimentos contra uma resistência entre oitenta e cinco e noventa e cinco por cento do máximo tolerado; **d)** força hipertrófica: é a capacidade neuromuscular para a execução de seis a doze movimentos contra uma resistência entre setenta e oitenta e cinco por cento do máximo tolerado; **e)** força rápida: é a capacidade neuromuscular para a execução de seis a dez movimentos em alta velocidade contra uma resistência entre trinta e sessenta por cento do máximo tolerado; **f)** força resistente: é a capacidade neuromuscular para a execução acima de quinze movimentos contra uma resistência de até sessenta por cento do máximo tolerado.

Diversos tipos de resistência podem ser utilizados quando usamos força para realizar exercícios, mas não podemos nos esquecer que o nosso corpo também pode ser utilizado como resistência e que nem sempre precisamos de recursos materiais adicionais. Tanto o nosso corpo quanto os materiais adicionais podem oferecer resistência fixa ou variável durante a execução de um exercício. Isso acontece porque a resistência pode variar dependendo dos ângulos de execução de um exercício em um aparelho e da relação do nosso corpo com a gravidade.

Na sequência, veremos as imagens de exercícios de força que normalmente são realizados em atividades neuromusculares dentro das academias e as suas relações com os principais músculos utilizados.

Lembrando que podemos usar a figura 5.1 para visualizar os músculos que serão citados.

Cada exercício citado abaixo tem três fases e cada uma delas corresponde a um momento específico:

1) posição inicial;

2) fim da fase concêntrica;

3) fim da fase excêntrica.

Normalmente respiramos livremente durante as fases do exercício, mas quando a sobrecarga é alta, podemos inspirar na fase excêntrica e expirar na concêntrica.

Panturrilha em Pé

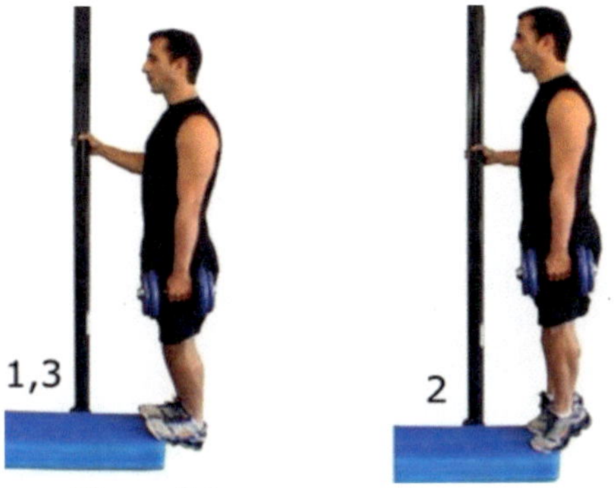

Figura 5.6

Músculos: gastrocnêmios; sóleo.

Posição inicial: olhando para frente, pernas paralelas na largura do corpo, dedos e a parte anterior dos dois pés em cima do degrau, mantendo calcanhares e arcos fora do degrau, com uma mão apoie na barra apenas para manter o equilíbrio, com a outra mão segure o peso ao lado do corpo, mantenha os ombros alinhados e o quadril encaixado.

Movimento: flexão plantar.

Execução: produzir mais força na musculatura posterior da perna para chegar lentamente na posição 2, depois diminuir a força para chegar lentamente na posição 3.

Panturrilha Sentado

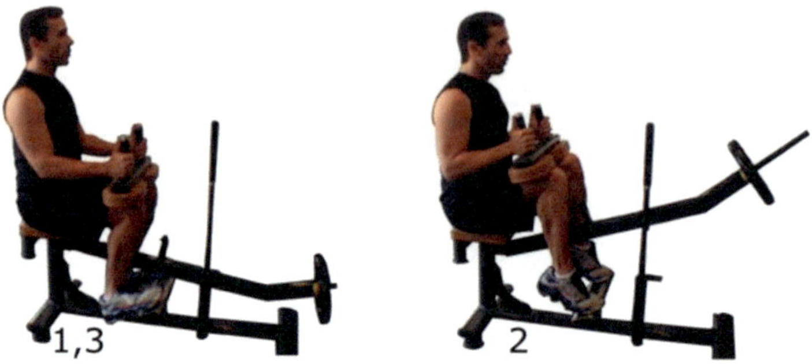

Figura 5.7

Músculos: sóleo; gastrocnêmios.

Posição inicial: sentado, olhando para frente, tronco ereto, pernas paralelas na largura do corpo, dedos e a parte anterior dos dois pés em cima do degrau, mantendo calcanhares e arcos fora do degrau, com a barra de apoio das coxas mais próximo possível dos joelhos e bem ajustada, as mãos podem ser apoiadas na barra para mantê-la no lugar.

Movimento: flexão plantar.

Execução: produzir mais força na musculatura posterior da perna para chegar lentamente na posição 2, depois diminuir a força para chegar lentamente na posição 3.

Tibial em Pé

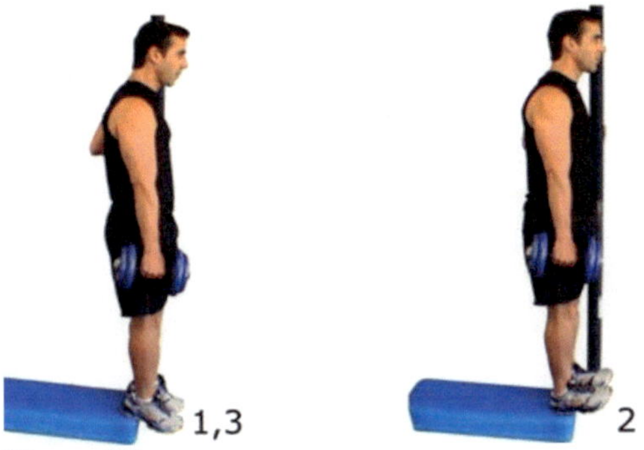

Figura 5.8

Músculos: tibial anterior; extensor longo dos dedos.

Posição inicial: olhando para frente, pernas paralelas na largura do corpo, joelhos ligeiramente flexionados, calcanhares em cima do degrau, mantendo dedos, arcos e parte anterior dos dois pés fora do degrau, com uma mão apoie na barra apenas para manter o equilíbrio, com a outra mão segure o peso ao lado do corpo, mantenha os ombros alinhados e o quadril encaixado.

Movimento: flexão dorsal.

Execução: produzir mais força na musculatura anterior da perna para chegar lentamente na posição 2, depois diminuir a força para chegar lentamente na posição 3.

Cadeira Extensora

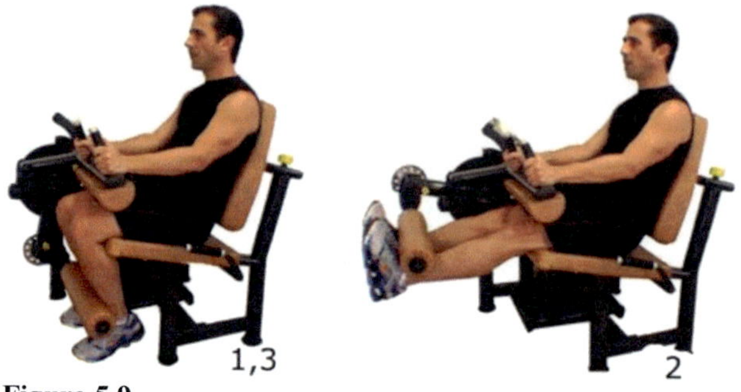

Figura 5.9

Músculos: quadríceps femoral.

Posição inicial: sentado, com as costas apoiadas no encosto que deverá estar um pouco inclinado, pernas paralelas na largura do corpo, posicionadas por baixo da alavanca acolchoada, ponta dos pés alinhadas com os joelhos, as articulações dos joelhos devem estar o mais próximo possível do assento e não em cima para não limitar o movimento, sem força demasiada segure na alças laterais, tente não sobrecarregar braços, ombros e pescoço.

Movimento: extensão de joelho.

Execução: produzir mais força na musculatura anterior da coxa para chegar lentamente na posição 2, depois diminuir a força para chegar lentamente na posição 3.

Mesa Flexora

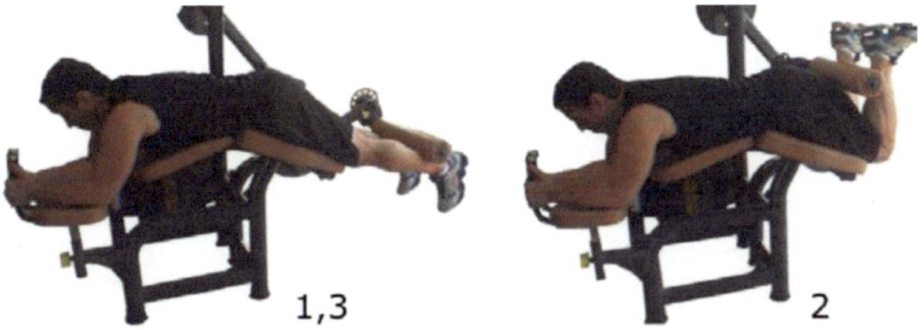

Figura 5.10

Músculos: isquiotibiais (bíceps femoral, semitendinoso, semimembranáceo); gastrocnêmios, sartório, grácil.

Posição inicial: deitado em decúbito ventral, pernas paralelas na largura do corpo, posicionadas por baixo da alavanca acolchoada, ajuste a alavanca para ficar entre os calcanhares e as panturrilhas, pés alinhados com os joelhos, as articulações dos joelhos devem estar o mais próximo possível da mesa e não em cima para não limitar o movimento, sem força demasiada segure nas alças laterais, tente não sobrecarregar braços, ombros, pescoço e principalmente a região lombar que deve se manter estabilizada com ajuda dos músculos abdominais.

Movimento: flexão de joelho.

Execução: produzir mais força na musculatura posterior da coxa para chegar lentamente na posição 2, depois diminuir a força para chegar lentamente na posição 3.

Cadeira Flexora

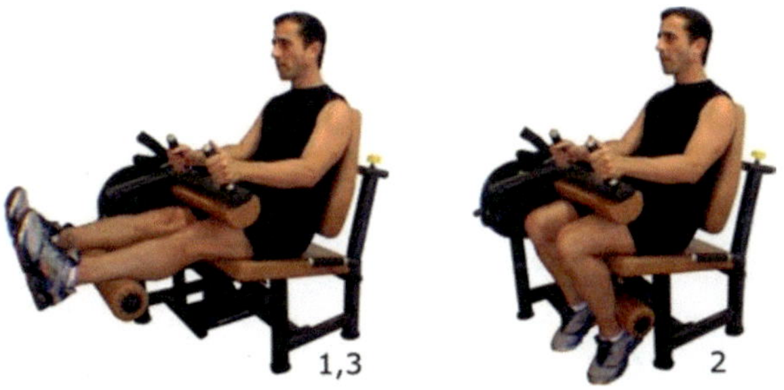

Figura 5.11

Músculos: isquiotibiais; gastrocnêmios, sartório, grácil.

Posição inicial: sentado, com as costas apoiadas no encosto que deverá estar um pouco inclinado, pernas paralelas na largura do corpo, posicionadas por cima da alavanca acolchoada, ponta dos pés alinhadas com os joelhos, ajuste a trava acolchoada de segurança na região anterior da coxa, as articulações dos joelhos devem estar o mais próximo possível do assento e não em cima para não limitar o movimento, sem força demasiada segure na alças frontais.

Movimento: flexão do joelho.

Execução: produzir mais força na musculatura posterior da coxa para chegar lentamente na posição 2, depois diminuir a força para chegar lentamente na posição 3.

Flexão do Quadril - Apolete

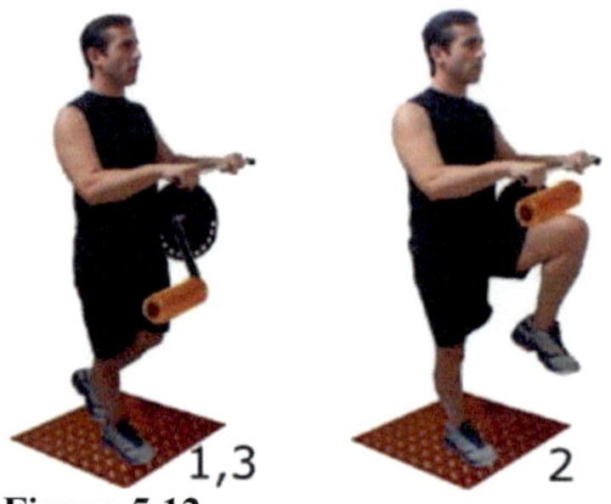

Figura 5.12

Músculos: iliopsoas, reto femoral, tensor da fáscia lata, glúteo médio; pectíneo, adutor longo, adutor curto.

Posição inicial: lateralmente e em pé na plataforma do equipamento, olhando para frente, pernas paralelas na largura do corpo, posicione a coxa mais próxima à parte interna do aparelho na parte de trás da alavanca acolchoada, segure com as duas mãos a barra na sua frente para manter o equilíbrio, mantenha o tronco ereto e o quadril encaixado.

Movimento: flexão do quadril.

Execução: produzir mais força na musculatura anterior do quadril do lado em que a coxa está apoiada para chegar lentamente na posição 2, depois diminuir a força para chegar lentamente na posição 3.

Extensão do Quadril - Apolete

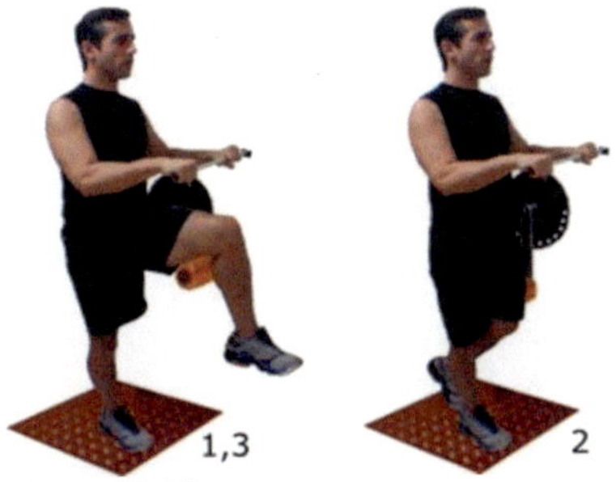

Figura 5.13

Músculos: glúteo máximo, isquiotibiais; adutor magno, glúteo médio.

Posição inicial: lateralmente e em pé na plataforma do equipamento, olhando para frente, pernas paralelas na largura do corpo, posicione a coxa mais próxima à parte interna do aparelho na frente da alavanca acolchoada, segure com as duas mãos a barra na sua frente para manter o equilíbrio, mantenha o tronco ereto e quadril encaixado.

Movimento: extensão do quadril.

Execução: produzir mais força na musculatura posterior do quadril do lado em que a coxa está apoiada para chegar lentamente na posição 2, depois diminuir a força para chegar lentamente na posição 3.

Glúteo Máquina

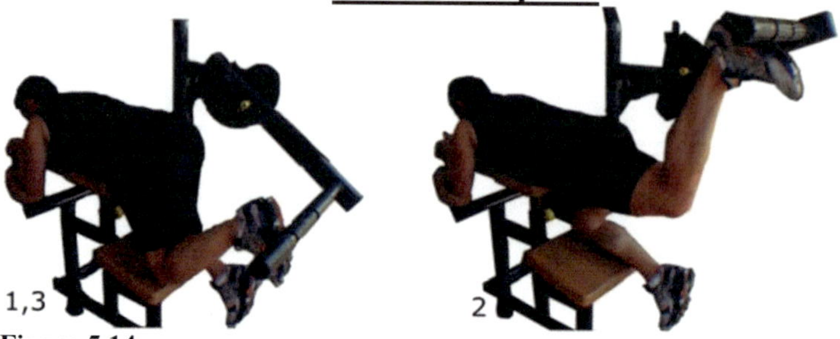

Figura 5.14

Músculos: glúteo máximo, quadríceps; adutor magno, gastrocnêmios, sóleo, isquiotibiais, glúteo médio.

Posição inicial: em decúbito ventral, pernas paralelas na largura do corpo, com os dois antebraços e uma perna apoiados, sendo que o outro pé ficará completamente apoiado na plataforma de impulso, sem força demasiada segure nas alças frontais, estabilize o tronco com ajuda dos músculos abdominais para não sobrecarregar a região lombar, não force a cabeça para trás.

Movimento: extensão do quadril e joelho.

Execução: produzir mais força na musculatura posterior do quadril e anterior da coxa para chegar lentamente na posição 2, depois diminuir a força para chegar lentamente na posição 3.

Cadeira Adução

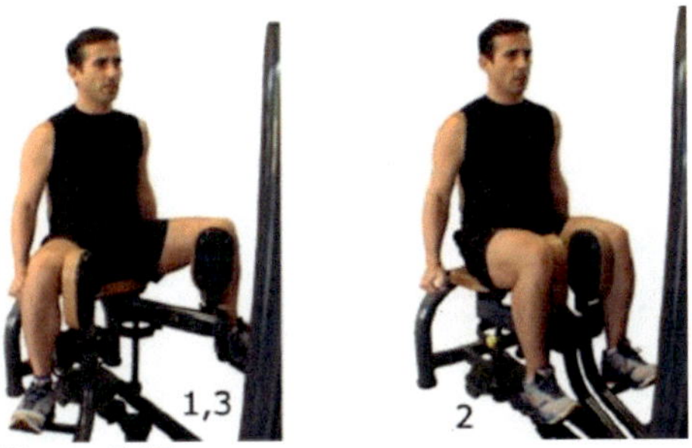

Figura 5.15

Músculos: adutor magno, adutor longo, adutor breve; pectíneo, grácil.

Posição inicial: sentado, com as costas apoiadas no encosto e com boa postura, joelhos flexionados, posicionar as alavancas acolchoadas em contato com a região medial das coxas e mais próximas às articulações do joelho, sem força demasiada segure nas alças laterais.

Movimento: adução do quadril.

Execução: produzir mais força na musculatura medial das coxas para chegar lentamente e simultaneamente na posição 2, depois diminuir a força para chegar lentamente e simultaneamente na posição 3.

Cadeira Abdução

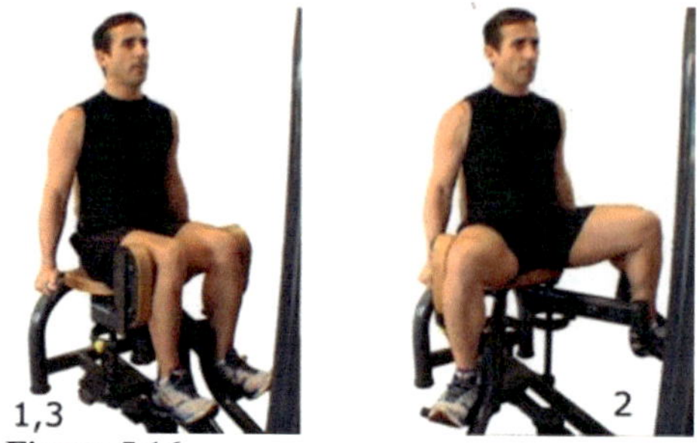

Figura 5.16

Músculos: tensor da fáscia lata, glúteo médio, glúteo mínimo; glúteo máximo, piriforme, obturador externo.

Posição inicial: sentado, com as costas apoiadas no encosto e com boa postura, joelhos flexionados, posicionar as alavancas acolchoadas em contato com a região lateral das coxas e mais próximas às articulações do joelho, sem força demasiada segure nas alças laterais.

Movimento: abdução do quadril.

Execução: produzir mais força na musculatura lateral das coxas para chegar lentamente e simultaneamente na posição 2, depois diminuir a força para chegar lentamente e simultaneamente na posição 3.

Leg Press Horizontal

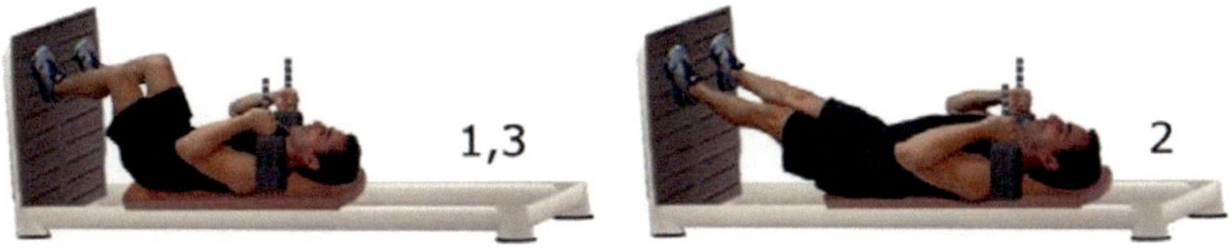

Figura 5.17

Músculos: quadríceps, glúteo máximo; adutor magno, isquiotibiais, sóleo, gastrocnêmios.

Movimento: extensão de quadril e joelho.

Posição inicial: deitado, costas apoiadas no encosto, pernas paralelas na largura do corpo, pés posicionados no centro da plataforma de impulso, ponta dos pés alinhadas com os joelhos, sem força demasiada segure nas alças laterais. As principais diferenças entre este exercício e o agachamento livre são o menor risco de lesão e o maior foco nos membros inferiores quando realizamos o movimento neste aparelho.

Execução: produzir mais força na musculatura posterior do quadril e anterior da coxa para chegar lentamente na posição 2, depois diminuir a força para chegar lentamente na posição 3. Evite hiperextender os joelhos.

Abdominal Supra

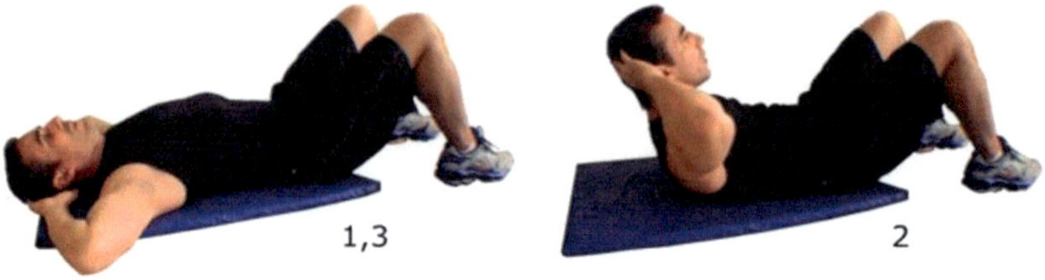

Figura 5.18

Músculos: reto abdominal (porção superior); oblíquo externo, oblíquo interno.

Posição inicial: deitado, pernas flexionadas, coloque as mãos na cabeça para dar suporte, pés no chão com as pernas afastadas um pouco mais que a largura do corpo.

Movimento: flexão da coluna.

Execução: produzir mais força na musculatura abdominal para chegar lentamente na posição 2, depois diminuir a força para chegar lentamente na posição 3. O objetivo até a chegada na posição 2 é manter o quadril e a lombar apoiados no chão e retirar os ombros do chão para aproximar as costelas do quadril, encurtando assim a região abdominal. Não tracionar a cabeça com as mãos, apenas dê suporte.

Abdominal Infra

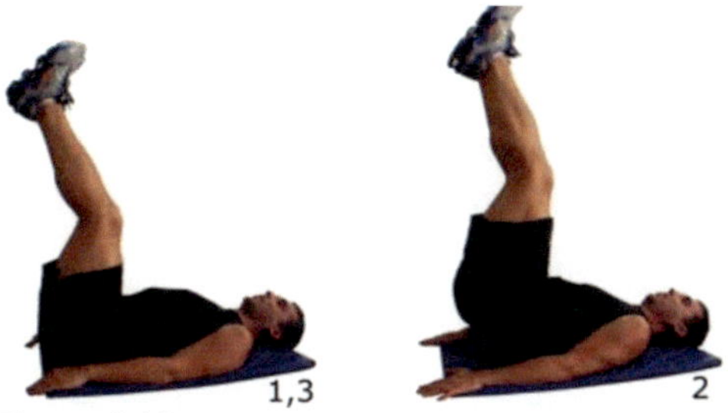

Figura 5.19

Músculos: reto abdominal (porção inferior); oblíquo externo e interno, tensor fáscia lata, pectíneo, sartório, adutor longo.

Posição inicial: deitado, pernas elevadas, braços ao lado do corpo com as mãos, quadril e cabeça apoiados no chão.

Movimento: flexão da coluna e quadril.

Execução: produzir mais força na musculatura abdominal para chegar lentamente na posição 2, depois diminuir a força para chegar lentamente na posição 3. O objetivo até a chegada na posição 2 é manter a região torácica apoiada no chão, aproximar as costelas do quadril com a retirada do chão e manutenção da flexão do quadril, encurtando assim a região abdominal. Durante as duas fases, mantenha as pernas para o alto e evite direcioná-las no sentido da cabeça.

<u>**Extensão de Tronco Banco**</u>

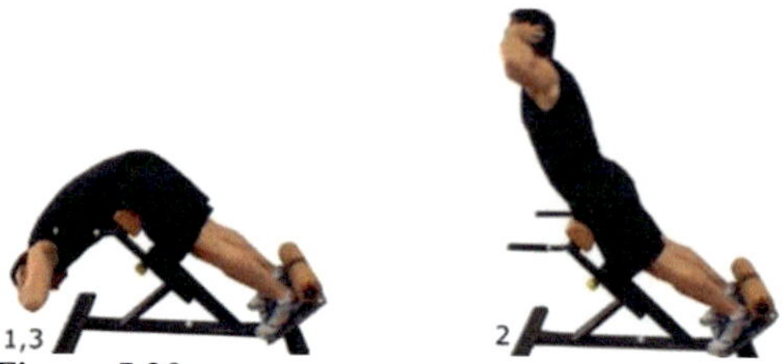

Figura 5.20

Músculos: eretor da espinha, isquiotibiais, glúteo máximo; adutor magno, glúteo médio.

Posição inicial: Em decúbito ventral, pernas posicionadas por baixo do suporte acolchoado, joelhos extendidos, região anterior da coxa apoiada no suporte acolchoado frontal, mãos na cabeça e coluna reta. Em intensidade menor, este exercício pode ser realizado no chão ou em uma bola suíça.

Movimento: extensão da coluna e quadril.

Execução: produzir mais força na musculatura posterior da coxa e quadril para chegar lentamente na posição 2, depois diminuir a força para chegar lentamente na posição 3. O objetivo do movimento da posição 3 até a 2 é manter a coluna reta até a altura da posição inicial e depois hiperextender no máximo dez graus.

Supino Reto

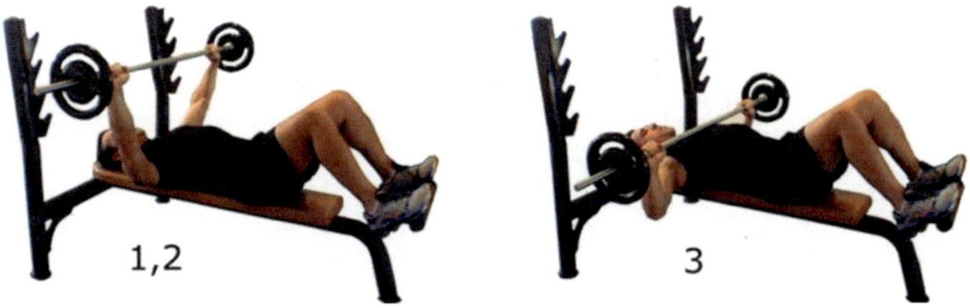

Figura 5.21

Músculos: peitoral maior; deltoide anterior e tríceps braquial.

Posição inicial: em decúbito dorsal, joelhos flexionados, pés apoiados no suporte, segurando na barra com as duas mãos e posicionadas com a mesma distância dos pesos.

Movimento: flexão horizontal do ombro, extensão do cotovelo.

Execução: após retirar a barra do aparelho, ela deverá permanecer equilibrada, paralela ao chão e acima do peito. Estando nesta posição, que é a número 2, devemos diminuir a força produzida pela musculatura posterior dos braços e anterior dos ombros e tórax para chegar lentamente na posição 3, depois produzir mais força para retornar lentamente à posição 2.

Supino Inclinado

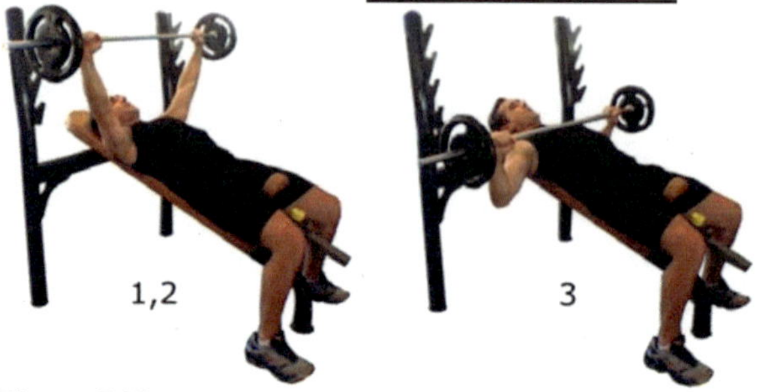

Figura 5.22

Músculos: peitoral maior porção superior; deltoide anterior e tríceps braquial.

Posição inicial: sentado no banco inclinado, joelhos flexionados, pernas afastadas, pés apoiados no chão, segurando na barra com as duas mãos e posicionadas com a mesma distância dos pesos.

Movimento: flexão horizontal do ombro, extensão do cotovelo.

Execução: após retirar a barra do aparelho, ela deverá permanecer equilibrada, paralela ao chão e acima do peito. Estando nesta posição 2, devemos diminuir a força produzida pela musculatura posterior dos braços e anterior dos ombros e tórax para chegar lentamente na posição 3, onde a barra encosta no peito entre os mamilos e a clavícula, depois produzir mais força para retornar lentamente à posição 2.

Supino Declinado

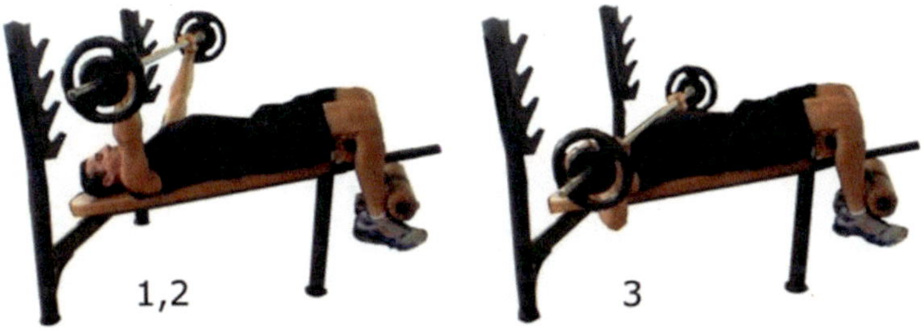

Figura 5.23

Músculos: peitoral maior porção inferior, deltoide anterior e tríceps braquial.

Posição inicial: em decúbito dorsal, joelhos flexionados, pés por baixo do suporte acolchoado, segurando na barra com as duas mãos e posicionadas com a mesma distância dos pesos.

Movimento: flexão horizontal do ombro, extensão do cotovelo.

Execução: após retirar a barra do aparelho, ela deverá permanecer equilibrada, paralela ao chão e acima do peito. Estando nesta posição, que é a número 2, devemos diminuir a força produzida pela musculatura posterior dos braços e anterior dos ombros e tórax para chegar lentamente na posição 3, onde a barra encosta na região inferior do peito, depois produzir mais força para retornar lentamente à posição 2.

Crucifixo

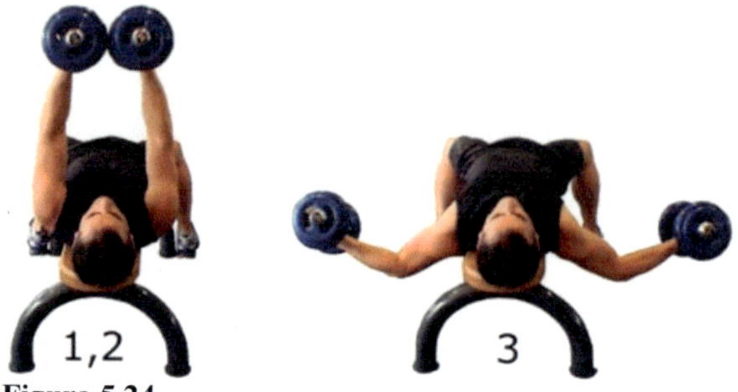

Figura 5.24

Músculos: peitoral maior porção medial; deltoide anterior, tríceps braquial.

Posição inicial: em decúbito dorsal, joelhos flexionados, pés apoiados no suporte, segurando os halteres acima do peito com as palmas das mãos voltadas para dentro.

Movimento: flexão horizontal do ombro.

Execução: com as palmas das mãos voltadas para dentro, halteres acima do peito e cotovelos semiflexionados para chegar na posição 2. Para começar o exercício, devemos diminuir a força produzida pela musculatura peitoral para chegar lentamente na posição 3, depois produzir mais força para retornar lentamente à posição 2.

Pec Deck

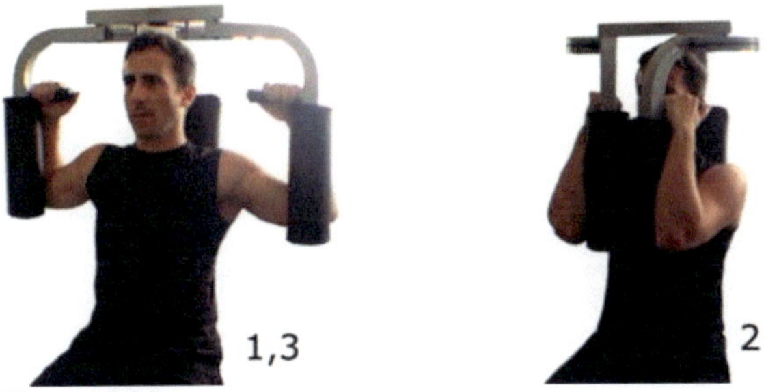

Figura 5.25

Músculos: peitoral maior porção medial; deltoide anterior.

Posição inicial: sentado, com as costas e a cabeça apoiadas no encosto e com boa postura, joelhos flexionados, pés no suporte ou no chão, apoiar a região interna dos antebraços e cotovelos aos suportes acolchoados, segurar nas alças e posicionar os cotovelos na altura do peito.

Movimento: flexão horizontal do ombro.

Execução: produzir mais força na musculatura peitoral para chegar lentamente na posição 2, depois diminuir a força para chegar lentamente na posição 3.

Desenvolvimento Costas

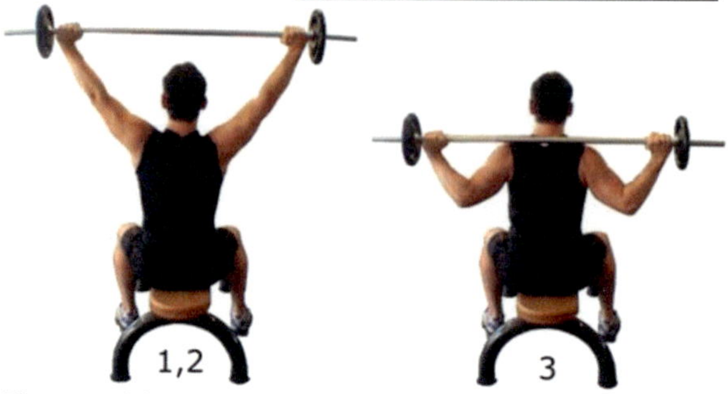

Figura 5.26

Músculos: deltoide; tríceps braquial, trapézio, serrátio anterior, peitoral maior porção superior, supraespinhal.

Posição inicial: sentado, com as costas no encosto, joelhos flexionados, pernas afastadas, pés no suporte ou no chão, segurando na barra com as duas mãos, ambas posicionadas na mesma distância dos respectivos pesos e paralelas aos ombros.

Movimento: abdução do ombro, extensão do cotovelo.

Execução: após retirar a barra do aparelho, ela deverá permanecer equilibrada, paralela ao chão e acima dos ombros. Estando na posição 2, devemos diminuir a força produzida pela musculatura dos ombros e da região posterior dos braços para chegar lentamente na posição 3, onde a barra encosta na região dos ombros posteriormente à cabeça, depois produzir mais força para retornar lentamente à posição 2.

Desenvolvimento Frente

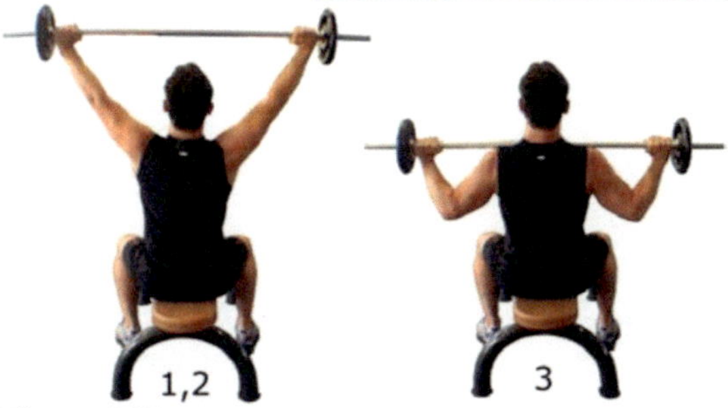

Figura 5.27

Músculos: deltoide porção anterior; tríceps braquial, trapézio, serrátio anterior, peitoral maior porção superior, supraespinhal.

Posição inicial: sentado, com as costas no encosto se tiver, joelhos flexionados, pernas afastadas, pés no suporte ou chão, segurando na barra com as duas mãos, ambas posicionadas na mesma distância dos respectivos pesos e paralelas aos ombros.

Movimento: abdução do ombro, extensão do cotovelo.

Execução: após retirar a barra do aparelho, ela deverá permanecer equilibrada, paralela ao chão e acima dos ombros. Estando na posição 2, devemos diminuir a força produzida pela musculatura dos ombros e da região posterior dos braços para chegar lentamente na posição 3, onde a barra encosta na região superior do peito, depois produzir mais força para retornar lentamente à posição 2.

Elevação Frontal

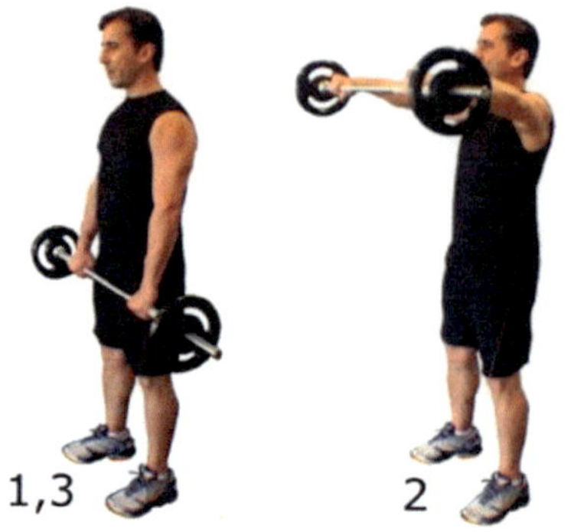

Figura 5.28

Músculos: deltoide porção anterior; peitoral maior porção superior, trapézio, serrátio anterior.

Posição inicial: em pé, pernas paralelas e afastadas na largura do corpo, joelhos semiflexionados, quadril encaixado, segurando a barra na direção da lateral das coxas e com as palmas das mãos voltadas para trás.

Movimento: flexão do ombro.

Execução: produzir mais força na musculatura dos ombros e peitoral para chegar lentamente na posição 2, depois diminuir a força para chegar lentamente na posição 3.

Elevação Lateral

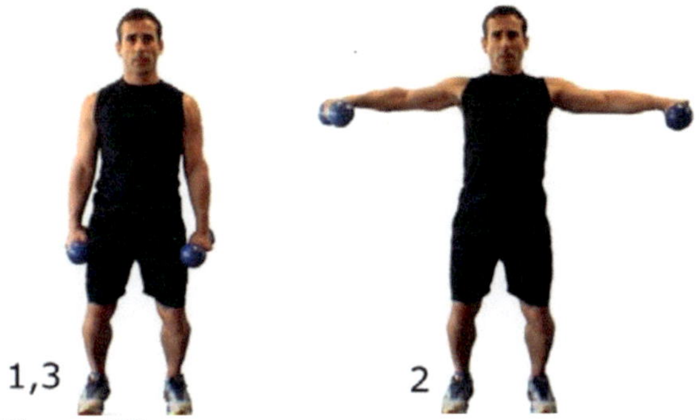

Figura 5.29

Músculos: deltoide; trapézio, serrátio anterior.

Posição inicial: em pé, pernas paralelas e afastadas na largura do corpo, joelhos e cotovelos semiflexionados, quadril encaixado, segurando os halteres ao lado das coxas e com as palmas das mãos voltadas para dentro.

Movimento: abdução do ombro.

Execução: produzir mais força na musculatura dos ombros para chegar lentamente na posição 2, depois diminuir a força para chegar lentamente na posição 3.

<u>**Crucifixo Invertido Sentado**</u>

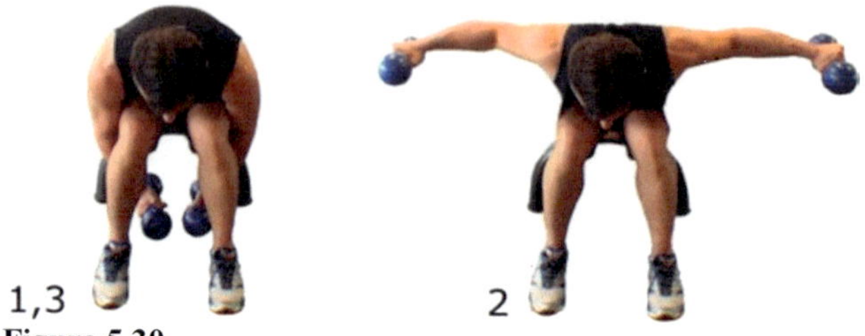

Figura 5.30

Músculos: trapézio, grande dorsal; deltoide porção posterior, redondo menor, infraespinhal.

Posição inicial: sentado olhando para baixo, corpo inclinado para frente, pernas paralelas e joelhos flexionados, mantendo a coluna reta através dos abdominais e lombar, segurando os halteres lado a lado e com as palmas das mãos voltadas para dentro.

Movimento: extensão horizontal do ombro.

Execução: produzir mais força na musculatura das costas e ombros para chegar lentamente na posição 2, depois diminuir a força para chegar lentamente na posição 3.

Pulley Costas

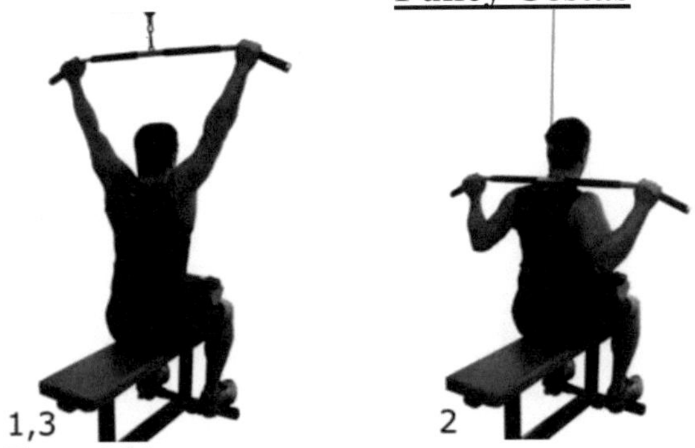

Figura 5.31

Músculos: grande dorsal; bíceps braquial, braquiorradial, braquial, peitoral maior e menor, redondo maior, elevador da escápula, trapézio, romboides;

Posição inicial: sentado de frente para o aparelho, coluna reta, com as coxas apoiadas no suporte acolchoado, joelhos flexionados, pés no chão, segurando no puxador com pegada aberta e palmas das mãos voltadas para frente.

Movimento: adução do ombro, flexão do cotovelo.

Execução: produzir mais força na musculatura das costas, peitoral e região anterior dos braços para chegar lentamente na posição 2, onde a barra encosta nos ombros por trás da cabeça, depois diminuir a força para chegar lentamente na posição 3.

Pulley Frente

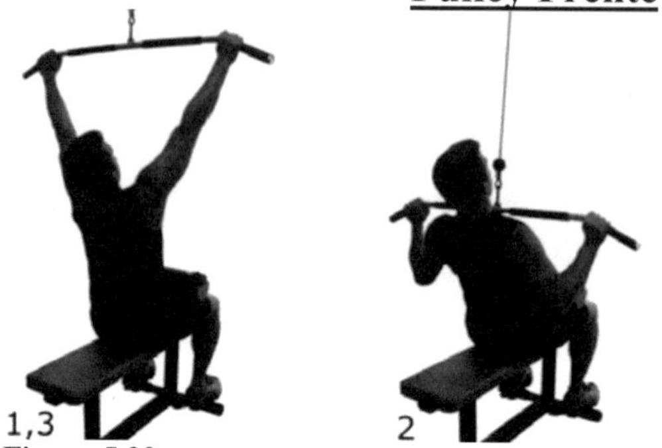

Figura 5.32

Músculos: grande dorsal; braquial, braquiorradial, bíceps braquial, redondo maior e menor, trapézio, elevador da escápula, infraespinhal, deltoide porção posterior, romboides, peitoral menor.

Posição inicial: sentado de frente para o aparelho, coluna reta, com as coxas apoiadas no suporte acolchoado, joelhos flexionados, pés no chão, segurando no puxador com pegada aberta e palmas das mãos voltadas para frente.

Movimento: adução do ombro, flexão do cotovelo.

Execução: produzir mais força na musculatura das costas, peitoral e região anterior dos braços para chegar lentamente na posição 2, onde a barra encosta na região peitoral superior, depois diminuir a força para chegar lentamente na posição 3. Neste exercício o peitoral é mais exigido do que no anterior.

Remada Baixa

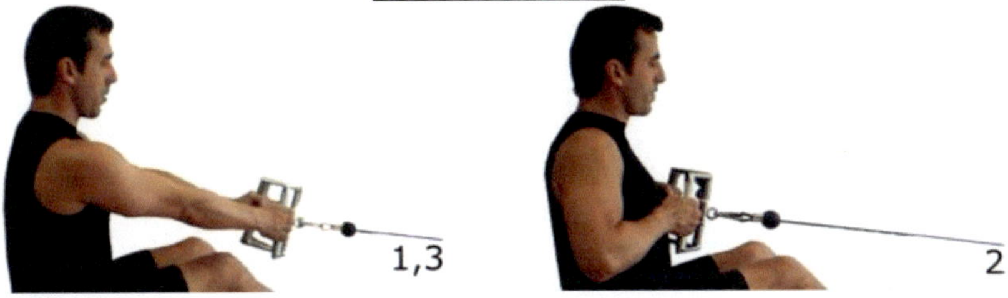

Figura 5.33

Músculos: grande dorsal, trapézio; redondo maior e menor, porção posterior do deltoide, infraespinhal, braquial, braquiorradial, bíceps braquial, peitoral maior, romboides, eretor da espinha.

Posição inicial: sentado de frente para o aparelho, coluna reta, joelhos semiflexionados, pernas afastadas na largura do corpo e pés apoiados no suporte, segurando o triângulo com as mãos, palmas voltadas para dentro e cotovelos extendidos.

Movimento: extensão do ombro, flexão do cotovelo.

Execução: produzir mais força na musculatura das costas e região anterior dos braços para chegar lentamente na posição 2, onde o triângulo está próximo ao abdômen, depois diminuir a força para chegar lentamente na posição 3.

Remada Curvada

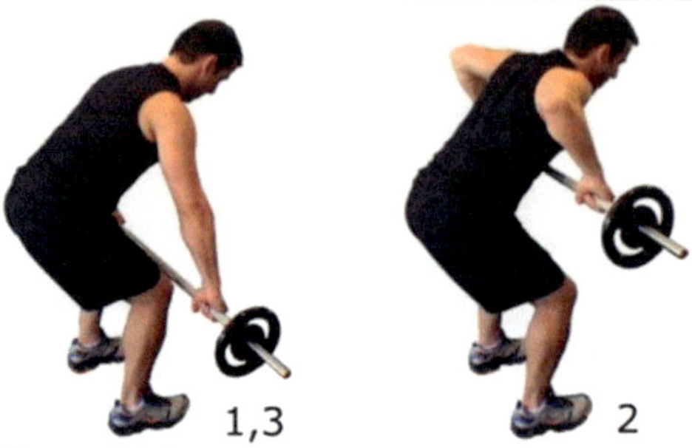

Figura 5.34

Músculos: grande dorsal, trapézio; redondo maior e menor, deltoide porção posterior, infraespinhal, braquial, braquiorradial, bíceps braquial, peitoral maior, romboides, eretor da espinha.

Posição inicial: em pé com o corpo inclinado a frente, pernas paralelas e afastadas na largura do corpo, joelhos semiflexionados, mantendo a coluna reta através da contração da musculatura abdominal e lombar, segurando a barra com pegada intermediária e com as palmas das mãos para trás.

Movimento: extensão do ombro, flexão do cotovelo.

Execução: produzir mais força na musculatura das costas, ombros e região anterior dos braços para chegar lentamente na posição 2, onde a barra está próxima ao peito, depois diminuir a força para chegar lentamente na posição 3.

Remada Unilateral

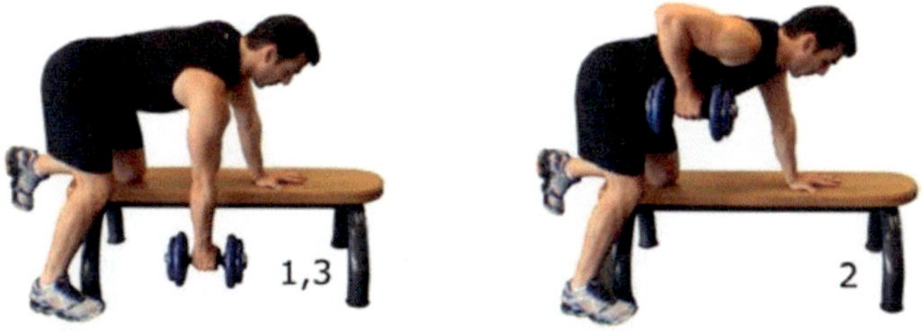

Figura 5.35

Músculos: grande dorsal, trapézio; redondo maior e menor, deltoide posterior, infraespinhal, braquial, braquiorradial, bíceps braquial, peitoral maior, romboides, eretor da espinha.

Posição inicial: corpo inclinado para frente, com o pé, joelho e mão de um dos lados do corpo apoiados no banco, porém o outro lado deve ter o joelho semiflexionado, pé no chão e mão segurando o halter com a palma voltada para dentro, mantendo a coluna reta.

Movimento: extensão do ombro, flexão do cotovelo.

Execução: produzir mais força na musculatura das costas, ombro e região anterior do braço do lado onde está o halter para chegar lentamente na posição 2, onde o halter está ao lado da região superior do abdômen, depois diminuir a força para chegar lentamente na posição 3.

Pullover

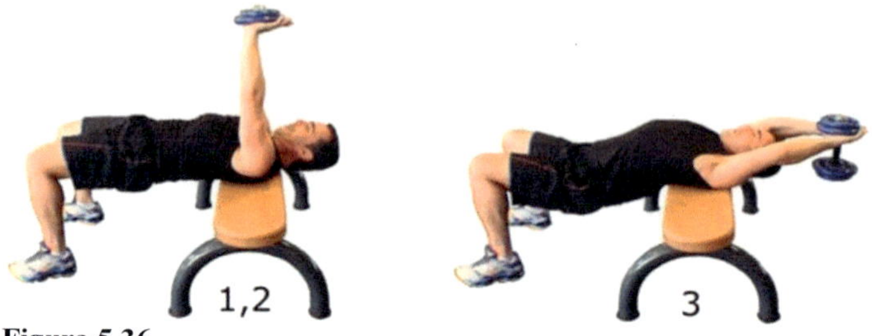

Figura 5.36

Músculos: peitoral maior; grande dorsal, redondo maior, tríceps braquial, deltoide porção posterior, elevador da escápula.

Posição inicial: segurar o halter a noventa graus em relação ao tronco, cotovelos extendidos, costas apoiadas no banco, lombar fora dele, quadril encaixado, joelhos flexionados, pernas afastadas e pés no solo.

Movimento: extensão do ombro.

Execução: começando pela posição 2, diminuir a força produzida pela musculatura peitoral para inclinar o halter para trás sem flexionar o cotovelo e chegar lentamente na posição 3, depois produzir mais força para retornar lentamente à posição 2.

Remada em Pé

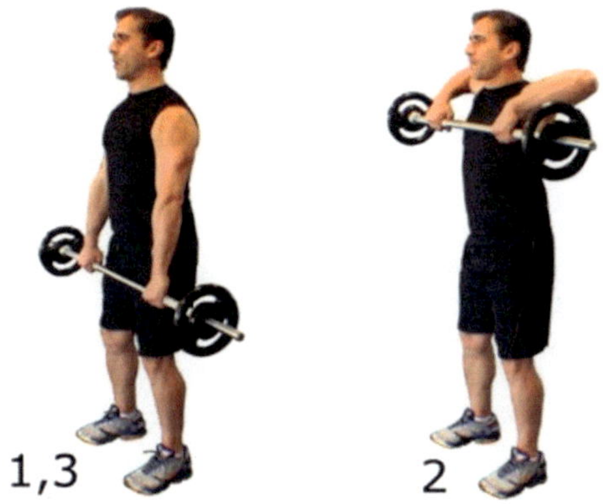

Figura 5.37

Músculos: deltoide; trapézio, deltoide anterior, braquial, braquiorradial, bíceps braquial, serrátio anterior, infraespinhal, redondo menor, supraespinhal.

Posição inicial: em pé, pernas paralelas e afastadas na largura do corpo, joelhos semiflexionados, quadril encaixado, segurando a barra na direção da lateral das coxas e com as palmas das mãos voltadas para trás.

Movimento: abdução do ombro, flexão do cotovelo.

Execução: produzir mais força na musculatura dos ombros e anterior dos braços para chegar lentamente na posição 2, depois diminuir a força para chegar lentamente na posição 3.

Encolhimento Ombro

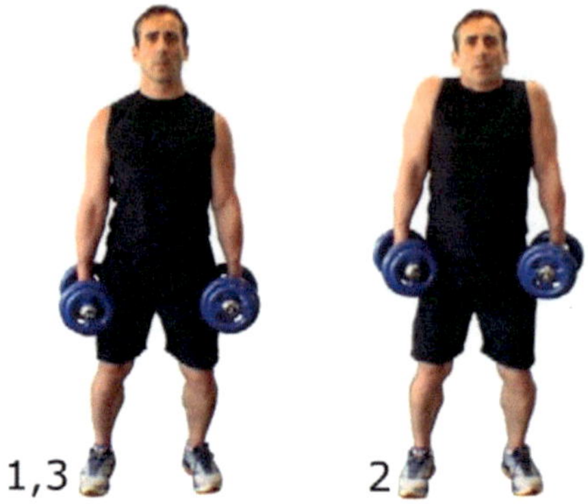

Figura 5.38

Músculos: trapézio; elevador da escápula.

Posição inicial: em pé, pernas paralelas e afastadas na largura do corpo, joelhos semiflexionados, quadril encaixado, segurando os halteres ao lado do corpo e com as palmas das mãos voltadas para dentro.

Movimento: elevação da escápula.

Execução: produzir mais força na musculatura do trapézio para chegar lentamente na posição 2, depois diminuir a força para chegar lentamente na posição 3.

Rosca Direta

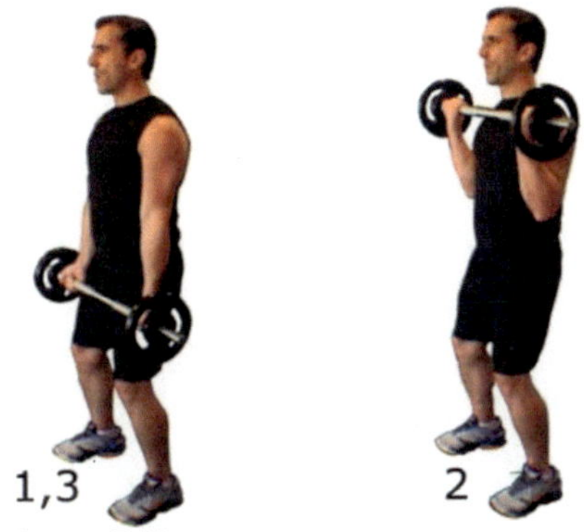

Figura 5.39

Músculos: braquial, bíceps braquial, braquiorradial, pronador redondo, flexores radial e ulnar do carpo, e flexores dos dedos.

Posição inicial: em pé, pernas paralelas e afastadas na largura do corpo, joelhos semiflexionados, quadril encaixado, segurando a barra na direção da lateral das coxas e com as palmas das mãos voltadas para frente.

Movimento: flexão do cotovelo.

Execução: produzir mais força na musculatura anterior dos braços e antebraços para chegar lentamente na posição 2, depois diminuir a força para chegar lentamente na posição 3.

Rosca Inversa

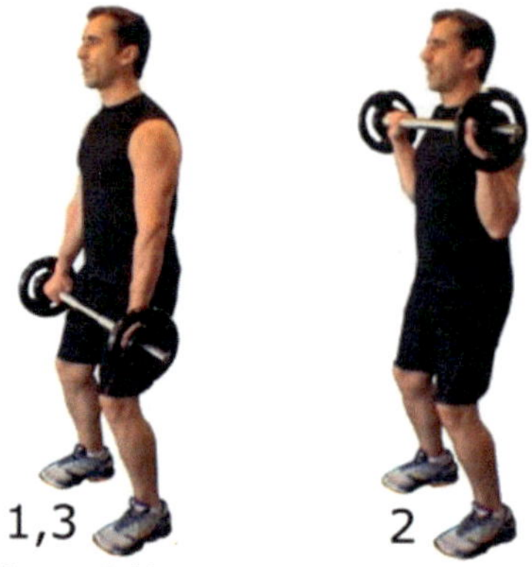

Figura 5.40

Músculos: braquiorradial; braquial, bíceps braquial, pronador redondo, extensores radial longo e curto do carpo, extensor e flexor ulnar do carpo, e extensores dos dedos.

Posição inicial: em pé, pernas paralelas e afastadas na largura do corpo, joelhos semiflexionados, quadril encaixado, segurando a barra na direção da lateral das coxas e com as palmas para trás.

Movimento: flexão do cotovelo.

Execução: produzir mais força na musculatura anterior dos braços e posterior dos antebraços para chegar lentamente na posição 2, depois diminuir a força para chegar lentamente na posição 3.

Rosca Martelo

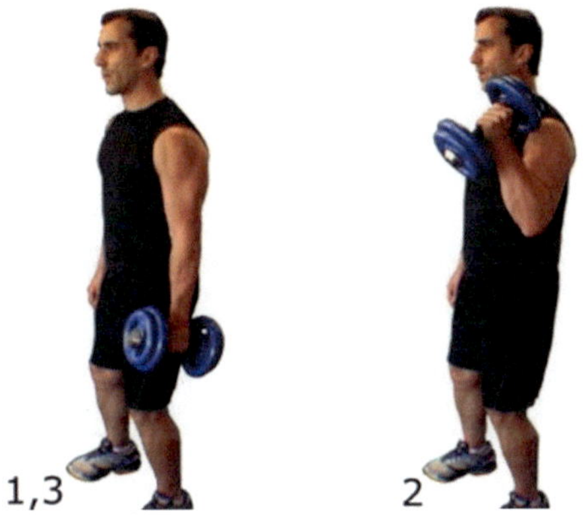

Figura 5.41

Músculos: braquial, bíceps braquial, braquiorradial e pronador redondo.

Posição inicial: em pé, pernas paralelas e afastadas na largura do corpo, joelhos semiflexionados, quadril encaixado, segurando os halteres ao lado do corpo e com as palmas das mãos voltadas para dentro.

Movimento: flexão do cotovelo.

Execução: produzir mais força na musculatura anterior dos braços para chegar lentamente na posição 2, depois diminuir a força para chegar lentamente na posição 3.

Rosca Inclinada

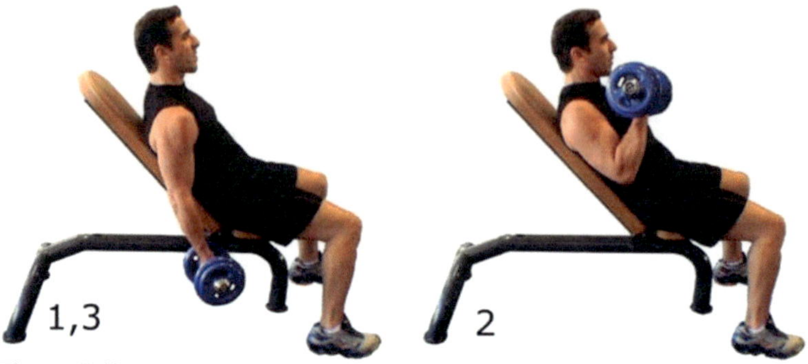

Figura 5.42

Músculos: bíceps braquial; braquial e braquiorradial.

Posição inicial: sentado no banco inclinado, costas apoiadas, joelhos flexionados, pernas afastadas, pés apoiados no chão, mãos para frente segurando os halteres ao lado do banco.

Movimento: flexão do cotovelo.

Execução: produzir mais força na musculatura anterior dos braços e antebraços para chegar lentamente na posição 2, depois diminuir a força para chegar lentamente na posição 3.

Rosca Scott

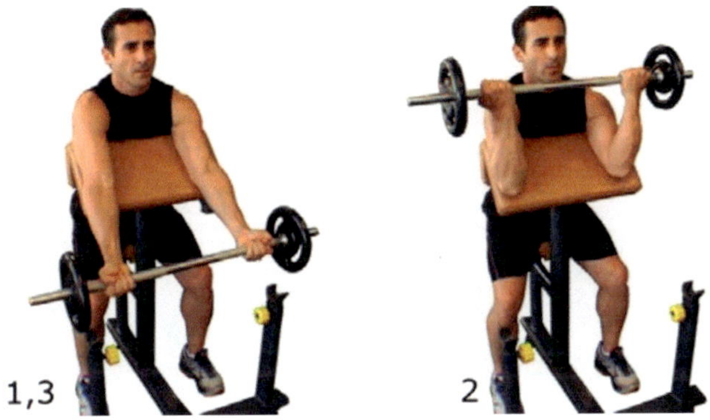

Figura 5.43

Músculos: braquial, bíceps braquial, braquiorradial e pronador redondo.

Posição inicial: sentado no banco ou em pé, apoiando abdômen, peito e a região posterior do braço no aparelho, joelhos flexionados, pernas afastadas, pés apoiados no chão, segurando a barra com braços afastados na direção dos ombros, palmas das mãos voltadas para frente.

Movimento: flexão do cotovelo.

Execução: produzir mais força na musculatura anterior dos braços e antebraços para chegar lentamente na posição 2, depois diminuir a força para chegar lentamente na posição 3.

Rosca Concentrada

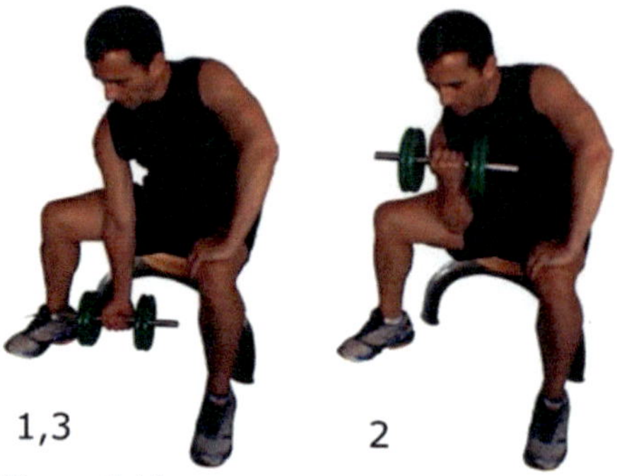

Figura 5.44

Músculos: braquial; bíceps braquial, braquiorradial.

Posição inicial: sentado, pequena inclinação para frente, pernas afastadas, pés apoiados no chão, com uma mão apoiando no joelho do mesmo lado para dar equilíbrio, a outra segurando o halter e o lado posterior deste mesmo braço apoiando na região medial da coxa.

Movimento: flexão do cotovelo.

Execução: produzir mais força na musculatura anterior do braço e antebraço para chegar lentamente na posição 2, depois diminuir a força para chegar lentamente na posição 3.

Tríceps na Testa

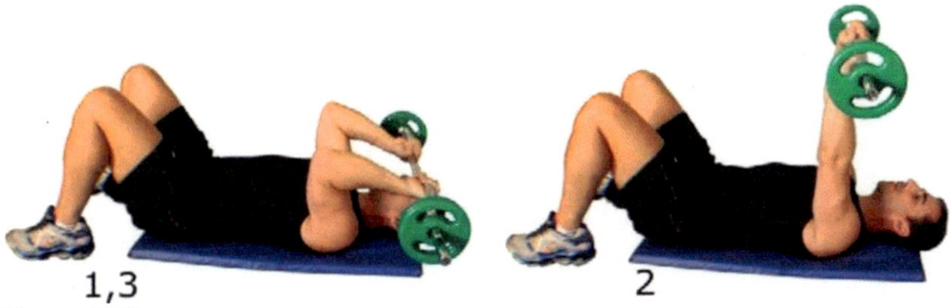

Figura 5.45

Músculos: tríceps braquial.

Posição inicial: Em decúbito dorsal, cabeça, costas, quadril e pés apoiados no chão, joelhos flexionados, braços afastados na largura do corpo e inclinação de noventa graus em relação ao corpo, mãos voltadas para frente segurando a barra.

Movimento: extensão do cotovelo.

Execução: produzir mais força na musculatura posterior dos braços para chegar lentamente na posição 2, depois diminuir a força para chegar lentamente na posição 3. Na posição 3, a barra chega bem próxima à testa.

Tríceps Pulley

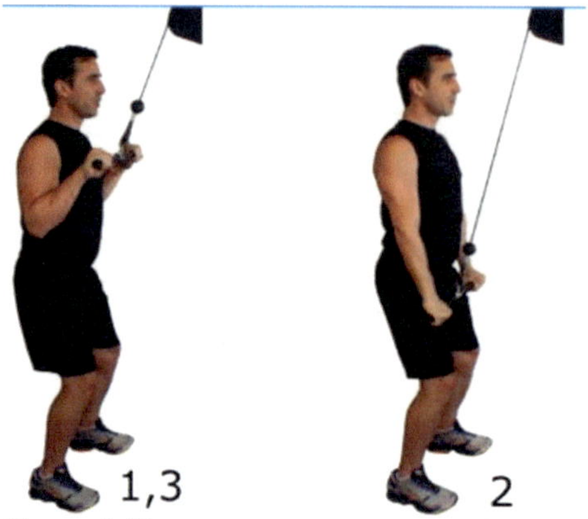

Figura 5.46

Músculos: tríceps braquial.

Posição inicial: em pé, de frente para o aparelho, pernas paralelas e afastadas na largura do corpo, joelhos semiflexionados, quadril encaixado, segurando no puxador com pegada fechada e palmas das mãos voltadas para baixo.

Movimento: extensão do cotovelo.

Execução: produzir mais força na musculatura posterior dos braços para chegar lentamente na posição 2, depois diminuir a força para chegar lentamente na posição 3. Durante o exercício, os braços permanecem ao lado do corpo, o movimento acontece apenas através dos antebraços.

Tríceps Patada

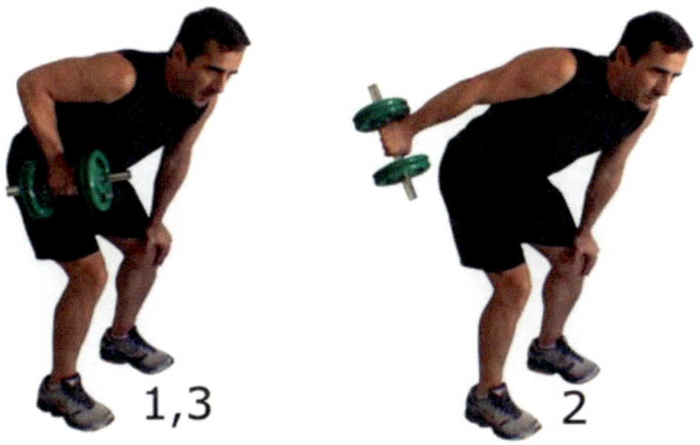

Figura 5.47

Músculos: tríceps braquial.

Posição inicial: em pé com o corpo inclinado para frente, pernas paralelas e afastadas na largura do corpo, joelhos semiflexionados, mantendo a coluna reta através da contração da musculatura abdominal e lombar, segurando os halteres, palmas voltadas para dentro, braços ficam na altura dos ombros.

Movimento: extensão do cotovelo.

Execução: produzir mais força na musculatura posterior dos braços para chegar lentamente na posição 2, depois diminuir a força para chegar lentamente na posição 3.

Tríceps Mergulho

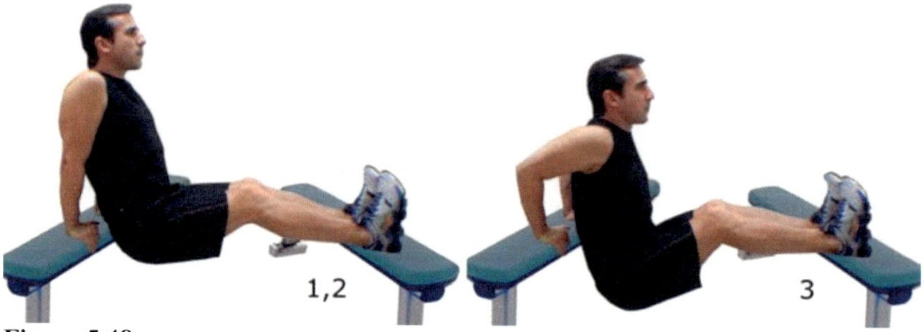

Figura 5.48

Músculos: tríceps braquial; deltoide porção anterior, peitoral maior e menor, levantador da escápula, grande dorsal, romboides.

Posição inicial: calcanhares apoiados em um banco, palmas das mãos voltadas para baixo apoiadas em outro banco, joelhos e cotovelos extendidos.

Movimento: extensão do cotovelo, flexão do ombro.

Execução: diminuir a força produzida pela musculatura posterior do braço para chegar lentamente na posição 3, onde os braços não devem ultrapassar a altura dos ombros, depois produzir mais força para retornar lentamente à posição 2.

Rosca Punho

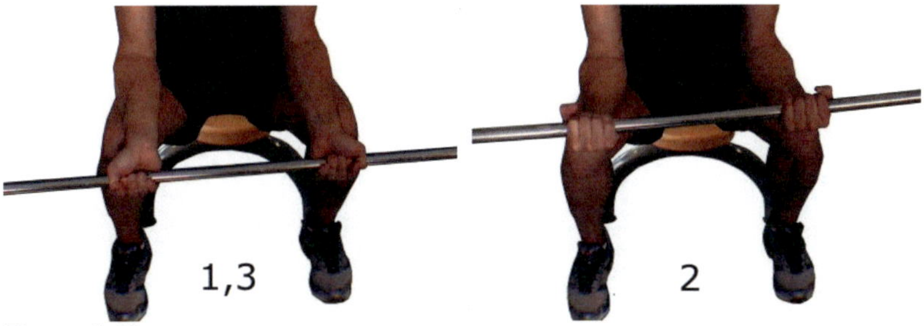

Figura 5.49

Músculos: flexor radial do carpo, flexor ulnar do carpo e flexores dos dedos.

Posição inicial: sentado, pernas paralelas, joelhos flexionados, pés apoiados no chão, mãos segurando a barra com afastamento entre elas da largura dos ombros e com as palmas voltadas para cima, antebraços apoiados nas coxas, punhos livres e sem contato com as coxas e articulações dos joelhos.

Movimento: flexão do punho.

Execução: produzir mais força na musculatura anterior dos antebraços para chegar lentamente na posição 2, depois diminuir a força para chegar lentamente na posição 3.

Rosca Punho Inversa

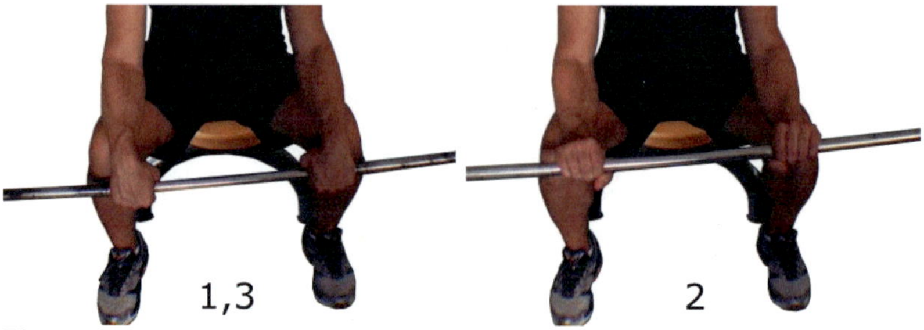

Figura 5.50

Músculos: extensor radial longo do carpo, extensor radial curto do carpo, extensor ulnar do carpo, extensores dos dedos.

Posição inicial: sentado, pernas paralelas, joelhos flexionados, pés apoiados no chão, mãos segurando a barra com afastamento entre elas da largura dos ombros e com as palmas voltadas para baixo, antebraços apoiados nas coxas, punhos livres e sem contato com as coxas e articulações dos joelhos.

Movimento: extensão do punho.

Execução: produzir mais força na musculatura posterior dos antebraços para chegar lentamente na posição 2, depois diminuir a força para chegar lentamente na posição 3.

Abdução Punho

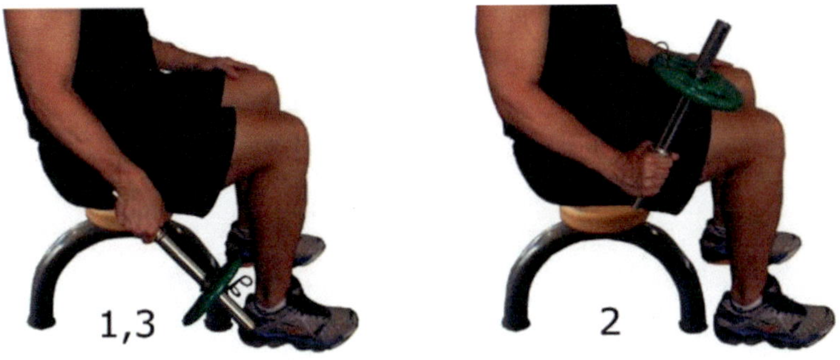

Figura 5.51

Músculos: flexor radial do carpo, extensor radial longo e curto do carpo.

Posição inicial: em pé, pernas paralelas e afastadas na largura do corpo, joelhos semiflexionados, quadril encaixado, segurando o halter com uma das mãos, com esta palma voltada para dentro, cotovelo semiflexionado, o outro braço se mantém relaxado ao lado do corpo, peso do halter fica posicionado para frente.

Movimento: flexão radial.

Execução: produzir mais força na musculatura lateral do antebraço para chegar lentamente na posição 2, depois diminuir a força para chegar lentamente na posição 3.

Adução Punho

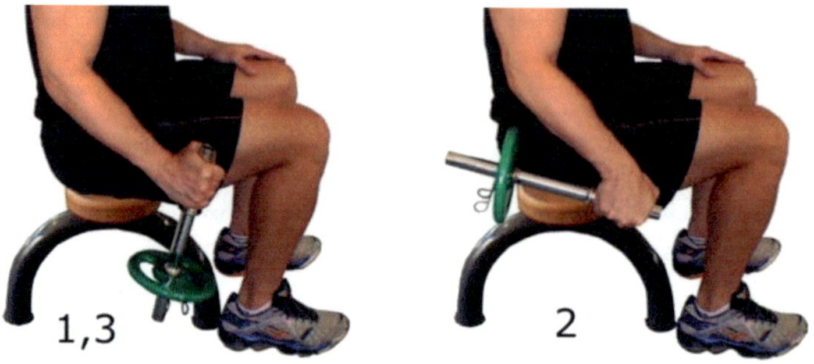

Figura 5.52

Músculos: flexor ulnar do carpo e extensor ulnar do carpo.

Posição inicial: em pé, pernas paralelas e afastadas na largura do corpo, joelhos semiflexionados, quadril encaixado, segurando o halter com uma das mãos, com esta palma voltada para dentro, cotovelo semiflexionado, o outro braço se mantém relaxado ao lado do corpo, peso do halter fica posicionado para trás.

Movimento: flexão ulnar.

Execução: produzir mais força na musculatura medial do antebraço para chegar lentamente na posição 2, depois diminuir a força para chegar lentamente na posição 3.

Dependendo da intensidade e da quantidade de exercícios realizados em uma sessão de treinamento, serão necessárias algumas horas ou até dias de descanso para realizá-los novamente. Normalmente, atividades neuromusculares têm intervalo de dois dias de descanso, ou seja, podemos treinar todos os grupos musculares na segunda-feira e repeti-los na quinta-feira, mas também poderíamos treinar na terça-feira e repeti-lo na sexta-feira e assim por diante. No entanto, é comum encontrar treinamentos semanais divididos por grupos musculares. Isso acontece porque as pessoas buscam otimizar o tempo e a qualidade do treinamento. Além do treinamento anterior, de dois dias por semana, alguns alunos e professores optam por treinar quatro ou seis vezes por semana dependendo da disponibilidade de tempo e do objetivo de cada um.

Treinamentos de quatro dias são divididos em treino "1" e "2", que após ambos serem realizados precisam de um dia de folga para repeti-los. Para melhor visualizar a divisão desse treinamento, usaremos o seguinte exemplo: o treino "1" será realizado toda segunda-feira e conterá exercícios para peito, tríceps, ombro e abdômen; o treino "2" será realizado toda terça-feira e conterá exercícios para costas, bíceps e membros inferiores; toda quarta-feira haverá o descanso; toda quinta-feira o treino "1", também conhecido como "A", será repetido; e para encerrar a semana, toda sexta-feira o treino "2", também conhecido como "B", será repetido.

Treinamentos de seis dias são divididos em treino 1, 2 e 3, que após todos serem realizados, serão repetidos mais vez. Para melhor visualizar a divisão desse treinamento, usaremos o seguinte exemplo: o treino 1 será realizado toda segunda-feira e conterá exercícios para peito e tríceps; o treino 2 será realizado toda terça-feira e conterá exercícios para costas e bíceps; o treino 3 será realizado toda quarta-feira e conterá exercícios para membros inferiores, ombro e abdômen; toda quinta-feira o treino 1, "A", será repetido; toda sexta-feira o treino 2, "B", será repetido; e para encerrar a semana, todo sábado o treino 3, "C", será repetido. Quando necessário, o treino de antebraço pode ser inserido no mesmo dia do bíceps, tanto nos treinamentos de quatro quanto nos de seis dias.

Como podemos observar anteriormente nas figuras dos exercícios neuromusculares, raríssimos são os exercícios que são executados por um único músculo. É comum em cada exercício ter músculos bastante utilizados, outros poucos e ainda aqueles que dão suporte. Mesmo assim, na hora de realizar treinamentos divididos por grupos musculares, cada exercício pode ser classificado como pertencendo a um músculo ou determinada região do corpo humano. Como temos alguns exemplos de treinamento acima e alguns exercícios demonstrados em figuras e descritos, vamos então associá-los entre si. Os treinos de peito podem conter os seguintes exercícios: figuras 21, 22, 23, 24, 25 e 36. Os treinos de tríceps podem conter os seguintes exercícios: figuras 45, 46, 47 e 48. Os treinos de ombro podem conter os seguintes exercícios: figuras 26, 27, 28, 29 e 37. Os treinos de costas podem conter os seguintes exercícios: figuras 30, 31, 32, 33, 34, 35 e 38. Os treinos de bíceps podem conter os seguintes exercícios: figuras 39, 40, 41, 42, 43 e 44. Os treinos de antebraço podem conter os seguintes exercícios: figuras 49, 50, 51, e 52. Os treinos de abdômen podem conter os seguintes exercícios: figuras 18 e 19. Os treinos de membros inferiores podem conter os seguintes exercícios: figuras 6, 7, 8, 9, 10, 11, 12, 13, 14, 15, 16, 17 e 20.

B) Cardiopulmonar

Quando realizamos uma atividade cardiopulmonar na parte principal de uma sessão de treinamento, temos o objetivo de executar um trabalho globalizado focado no desenvolvimento dos sistemas circulatório e respiratório através da utilização de uma grande parte da musculatura esquelética durante períodos extensos de exercícios físicos que consequentemente têm um impacto orgânico maior do que as atividades neuromusculares. Muitas vezes podemos comparar pessoas com carros, afinal de que adianta ter um lindo design externo e com todos os opcionais incluídos se não tiver um motor adequado, potente e calibrado. Sendo assim, além de investir em atividades neuromusculares, é fundamental investir no motor humano, o sistema cardiopulmonar.

As atividades cardiopulmonares podem ser cíclicas, como nadar, correr, pedalar e caminhar, onde um mesmo movimento é repetido várias vezes e podem ser acíclicas, como jogar futebol, basquete e outras atividades onde diferentes movimentos são executados e podem ser ou não repetidos. Sendo assim, a definição se uma atividade cardiopulmonar é cíclica ou acíclica depende da variação de movimentos executados.

Muitos tendem a associar o treinamento cardiopulmonar apenas a resistência aeróbia, porém durante uma mesma atividade, a resistência anaeróbia lática e/ou alática também podem estar presentes. O ideal é dizer que uma atividade ou exercício teve uma resistência predominante, ou seja, uma determinada resistência teve uma presença percentual maior quando comparada a outra ou às duas outras resistências presentes. O que define a presença e a predominância das resistências em uma atividade cardiopulmonar é o nível de condicionamento físico de um indivíduo em contraste com a duração, intensidade e a variação dos movimentos. Nas próximas linhas, temos um resumo dos três tipos de resistência. A resistência aeróbia é predominante quando a atividade for de baixa intensidade e enquanto o volume de oxigênio necessário para a atividade estiver vindo suficientemente do volume inspirado, que por consequência terá um acúmulo mínimo, inferior à 4mmol/l, de ácido lático, que também é conhecido como lactato e responsável por limitar a contração muscular e consequentemente por produzir fadiga. Neste caso, o oxigênio é fundamental para conversão de ácidos graxos, gorduras, em energia. Resistência anaeróbia lática é predominante quando a atividade for de média ou alta intensidade, que por consequência leva ao elevado acúmulo de ácido lático no organismo, igual ou superior à 4mmol/l, que é resultado do volume insuficiente de oxigênio em relação às necessidades específicas dessa atividade. O glicogênio muscular é a principal fonte energética para a resistência anaeróbia lática. A resistência anaeróbia alática é predominante quando movimentos são iniciados e ritmos de execução são alterados sem a necessidade da utilização de oxigênio. O ATP-CP, ligações de fosfatos de alto valor energético, é a principal fonte energética para a resistência anaeróbia alática.

Um dos métodos mais utilizados na parte principal de uma sessão de treinamento, cujo foco é o cardiopulmonar, é o método contínuo constante, que permanece durante toda esta fase na mesma intensidade (e.g., correr por trinta minutos a oito quilômetros por hora ou na frequência de cento e quarenta batimentos por minuto). Podemos também citar outros métodos: contínuo progressivo, contínuo regressivo, contínuo progressivo e regressivo, intervalado constante, intervalado progressivo, intervalado regressivo, contínuo permanente e intervalado regressivo, além de diversos outros que também poderiam estar presentes nesta lista. Existem métodos ideais para cada nível de condicionamento ou atividade específica, mas eles devem estar pincipalmente associados aos objetivos de cada aluno.

Além da duração dos exercícios, é muito importante controlar a intensidade, que na maioria das vezes é determinada através de um percentual do máximo e isso pode ser feito através de avaliações objetivas ou de estimativas retiradas de estudos de uma determinada população. O teste ergométrico não é apenas importante por verificar a saúde do nosso coração, mas também é fundamental para conhecer nossos limites, como a frequência cardíaca máxima e através dela estabelecer a intensidade e as zonas alvo de treinamento. Mas, quando não temos os dados precisos do teste, podemos estimar através da fórmula: Frequência Cardíaca Máxima (FCmax) = 220 – idade. Com este resultado nas mãos, podemos estabelecer cinco zonas de treinamento e assim escolher uma ou mais como alvo para alcançar os objetivos individuais. As cinco zonas são divididas em: <u>Cárdio I ou Zona Iniciante</u>, que corresponde a exercícios de intensidade leve entre cinquenta e sessenta por cento da frequência cardíaca máxima; essa faixa torna-se alvo para pessoas que estão saindo do sedentarismo e iniciando um programa de atividade física, ou serve de aquecimento ou treino recuperativo para aquelas que já têm uma rotina de exercícios; cerca de oitenta e cinco por cento do gasto calórico está relacionado à queima de gordura; Cardio II ou Zona Emagrecedora, que corresponde a exercícios de intensidade moderada entre sessenta e setenta por cento da frequência cardíaca máxima; essa faixa torna-se alvo para pessoas que buscam manter o condicionamento cardiopulmonar e principalmente emagrecer, isso acontece porque como no Cardio I, cerca de oitenta e cinco por cento do gasto calórico está relacionado à queima de gordura, porém em uma atividade mais intensa; Cardio III ou Zona Condicionante, que corresponde a exercícios de intensidade forte entre setenta e oitenta por cento da frequência cardíaca máxima; essa faixa torna-se alvo para pessoas que já têm uma rotina de treinamento e querem aprimorar seu condicionamento cardiopulmonar; cerca de cinquenta por cento do gasto calórico está relacionado à queima de gordura; Cardio IV ou Zona de Performance, que corresponde a exercícios de intensidade muito forte entre oitenta e noventa por cento da frequência cardíaca máxima; essa faixa torna-se alvo principalmente para pessoas com excelente condição física ou atletas que dependem do sistema cardiopulmonar para aprimorar suas marcas; essa faixa também está relacionada à resistência a fadiga porque existe um grande acúmulo de ácido lático; cerca de quinze por cento do gasto calórico apenas está relacionado à queima de gordura; Cardio V ou Zona Máxima, que corresponde a exercícios de intensidade extrema entre noventa e cem por cento da frequência cardíaca máxima; essa faixa torna-se alvo principalmente para profissionais que buscam testar os limites de seus alunos, pacientes e atletas; o treinamento nessa faixa deve ter supervisão. Temos nessa faixa o maior gasto calórico, porém a porcentagem relacionada à queima de gordura é mínima. Se repararmos com cuidado, perceberemos que as zonas de treinamento estão em sequência, sendo assim é fundamental respeitá-las, sem pular fases, como vimos anteriormente no princípio da progressividade. Entretanto, podemos utilizar zonas alvo menores em determinados dias da semana porque algumas vezes o intervalo entre o treino anterior e o atual não foi suficiente para recuperar. Como exemplo, calcularei as zonas de treinamento cardiopulmonar de um adulto de 40 anos de idade, aproveite e calcule as suas também: 220 menos a idade atual, 40 anos, é igual a uma frequência cardíaca máxima de 180 batimentos por minuto. Então, as zonas de treinamento do exemplo são: Cardio I está entre 90 e 108 Bpm, Cardio II está entre 108 e 126 Bpm, Cardio III está entre 126 e 144 Bpm, Cardio IV está entre 144 e 162 Bpm e Cardio V está entre 162 e 180 Bpm. Se você for nadar, subtraia treze batimentos de cada número mínimo e máximo de todas as zonas (e.g., o Cardio III do exemplo para a natação está entre 113 e 131 Bpm). A maneira mais fácil de controlar a frequência cardíaca durante o exercício é através de um monitor digital, também conhecido como frequencímetro; porém, sem a presença de um, podemos aferir no pescoço, colocando os dedos indicador e médio abaixo do ângulo da mandíbula para sentir o fluxo sanguíneo da artéria carótida, ou no punho, colocando os mesmos dois dedos um pouco acima da linha média do punho para sentir o fluxo sanguíneo do pulso radial como na figura 5.53.

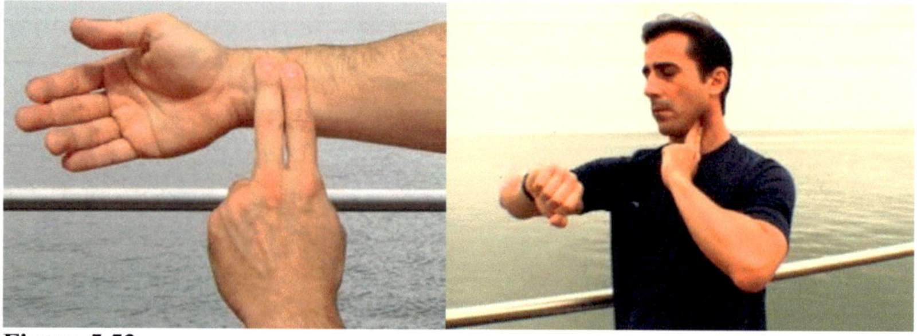

Figura 5.53

A parte principal de uma sessão de treinamento pode ter a sua intensidade controlada não apenas pela frequência cardíaca, mas também através do controle do ritmo, como quilômetros por hora ou metros por segundo, movimentos ou repetições ou passadas, no caso da caminhada e corrida, por minuto. Além do controle da frequência cardíaca e/ou do ritmo, podemos utilizar um método mais subjetivo, que é o controle através da sensação de esforço. Normalmente, quem melhor nos conhece, somos nós mesmos, sendo assim, se repararmos com cuidado o que sentimos durante o exercício físico poderemos quantificar com bastante qualidade se o esforço tem intensidade leve, moderada, forte, muito forte ou extrema.

Resfriamento/volta à calma;

Resfriamento é a parte final da sessão de treinamento e o responsável pela volta do nosso organismo aos padrões normais que eram observados antes do início da sessão. Essa parte final da sessão é dividida em duas: a) a primeira é responsável por diminuir a intensidade, que pode ser realizada através da diminuição do ritmo em relação à parte principal cardiopulmonar ou diminuição da carga em relação à parte principal neuromuscular; b) a segunda parte contém a busca por um relaxamento ainda maior, através da realização dos mesmos alongamentos do aquecimento, porém com mais calma, um pouco menos de amplitude, durante um tempo maior e sem esquecer de respirar profundamente e com tranquilidade. Podemos também incluir mais alguns exercícios de relaxamento que podem ser realizados no solo, figura 5.54, ou no espaldar, figura 5.55, ou com a bola suíça, figura 5.56.

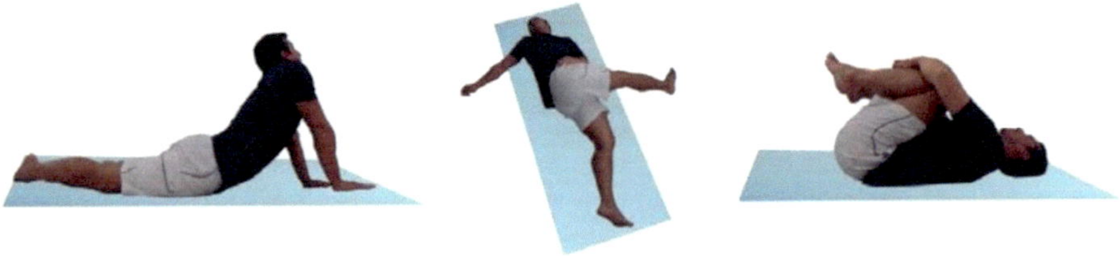

Figura 5.54

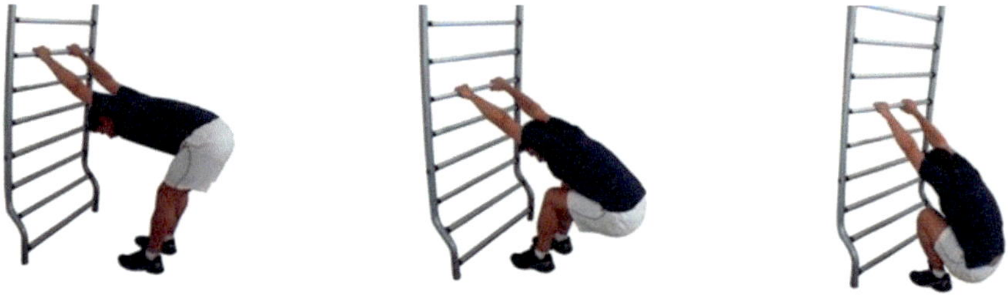

Figura 5.55

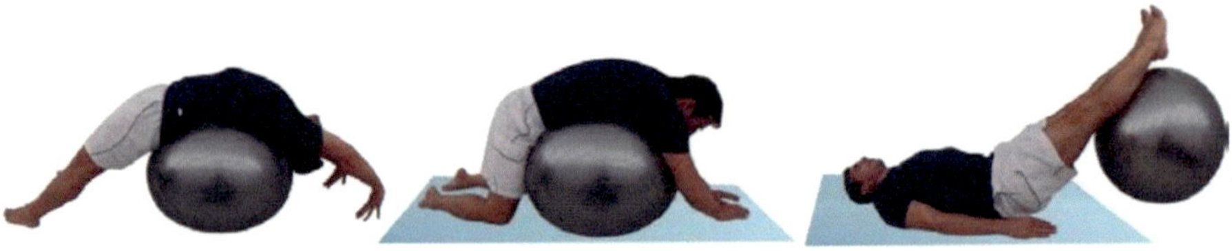

Figura 5.56

Como vimos neste capítulo, a utilização de energia através do movimento, que é a somatória das nossas atividades diárias mais o exercício estruturado, é fundamental para a saúde e bem-estar por toda a nossa jornada de vida, e que um investimento no movimento tem retorno garantido trazendo bons frutos à nossa vida pessoal e profissional. Vimos também que existem diversas formas de se mover, em diversos lugares, sem equipamentos ou com diversos, e que todas as possibilidades podem ser adaptadas à nossa individualidade biológica e aos nossos objetivos. Espero que os seus motivos e força de vontade tragam bons resultados e um lindo sorriso como o deste casal parado no calçadão na figura 5.57! Ué? Pra onde foram? Já sei, continuaram a sua caminhada matinal, tinham parado apenas para beber água! Falamos depois! Mantenha-se em movimento!

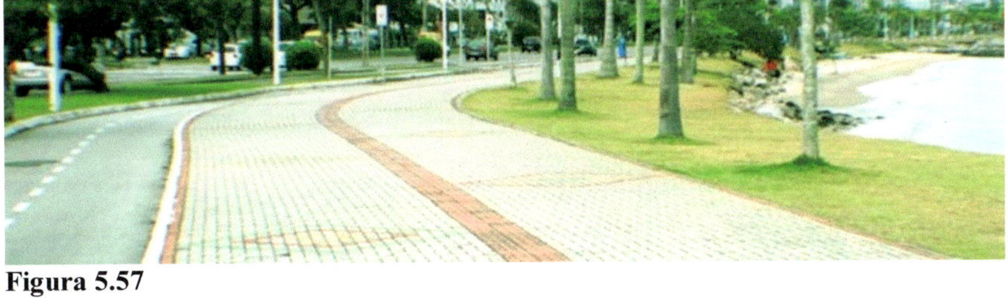

Figura 5.57

6. DESCANSO

Apesar deste assunto, descanso, ser menos extenso do que a nutrição e o movimento, ele tem igual importância a ambos descritos nos dois capítulos anteriores. A manutenção das boas conquistas do nosso organismo durante toda a nossa vida acontecem nesta fase. Quando não investimos no descanso, tudo aquilo que ganhamos com a alimentação e com o movimento se perde. Recarregar nossas energias é fundamental para combater a fadiga física e mental, que como consequência nos manterá caminhando em nossas jornadas de vida de maneira equilibrada. Nesse capítulo, abordaremos o descanso passivo e ativo, que em conjunto são responsáveis por restaurar nossas energias.

DESCANSO PASSIVO

Sabemos que quando diminuímos o ritmo, economizamos energia e até recarregamos um pouco do que tínhamos perdido, porém a única forma para recarregar as energias quando não mais as temos é PARAR! Quando as nossas atividades físicas e mentais se concentram durante o dia, no período da noite teremos as mais baixas reservas de energia e o nosso organismo espera que tiremos o pé do acelerador para diminuir o ritmo até chegar a hora de colocar o pé no freio e parar completamente. Para aqueles que têm atividades noturnas, o dia vai ser o período esperado pelo organismo. No mundo contemporâneo, as pessoas têm o gerenciamento de tempo como um dos seus maiores desafios, porém, se caprícharmos, conseguimos dormir bem à noite e ainda encontrar outras oportunidades durante o dia para parar e recarregar as energias que faltaram ser restauradas na noite anterior.

Sono é o principal descanso e VITAL para todos os seres humanos. Uma noite com poucas horas e/ou qualidade baixa de sono nos leva a ter alguns ou todos os seguintes sintomas no dia seguinte: cansaço físico e mental, taquicardia, diminuição da temperatura corporal, aumento da pressão arterial, irritação, desmotivação, diminuição da velocidade de raciocínio, problemas de memória, diminuição da produtividade e maiores riscos de acidentes na vida privada e profissional. Normalmente, oito horas de sono são recomendadas para uma vida saudável, mas como as pessoas têm necessidades e atividades diferentes, algumas precisarão de nove horas e outras de sete horas para ter um sono restaurador. Além da quantidade de horas, é fundamental ter qualidade de sono e ela sofre grande influência dos alimentos ingeridos e dos movimentos realizados durante o dia.

Dormir pouco, seis horas ou menos, ou demasiadamente, mais de nove horas, é considerado extremamente prejudicial, e quando isso se torna rotina, a nossa saúde é muito afetada e pode trazer as seguintes consequências: obesidade, diminuição da função do sistema imunológico, diabetes, acidentes vasculares encefálicos, hipertensão, doenças cardiovasculares, dificuldade de aprendizado, estresse, depressão, ansiedade e até a morte prematura. Crianças e jovens que dormem pouco, também crescem pouco porque o hormônio de crescimento que é liberado enquanto dormimos tem sua ação limitada pela quantidade insuficiente de sono.

Na maioria das vezes, a baixa qualidade e quantidade de sono estão associadas principalmente ao nosso estilo de vida e assim que decidimos por uma vida mais saudável, o nosso sono é impactado de maneira bastante importante, porém, existem casos onde os distúrbios do sono precisam de medicamentos e até cirurgias, e a melhor indicação para esses casos é o tratamento com médicos especializados em sono. Além do exercício físico e da alimentação saudável que nos ajudam e muito a ter boas noites de sono, podemos também: a) evitar bebidas que contêm cafeína (e.g., energéticos, café e refrigerantes); b) evitar comer próximo ao horário de dormir e ter um jantar leve; c) tentar resolver os problemas antes de ir para cama e quando não conseguir resolver todos, limpar a cabeça e resolver apenas no dia seguinte; d) diminuir o ritmo, o barulho e a luz da casa; e) banho quente também ajuda a relaxar; f) chá de erva cidreira ou suco de maracujá também são amigos do sono; g) e o principal quando seu organismo te convidar dormir, não lute contra o sono, já pra cama, deite confortavelmente de lado como na figura 6.1, se cubra e bons sonhos!

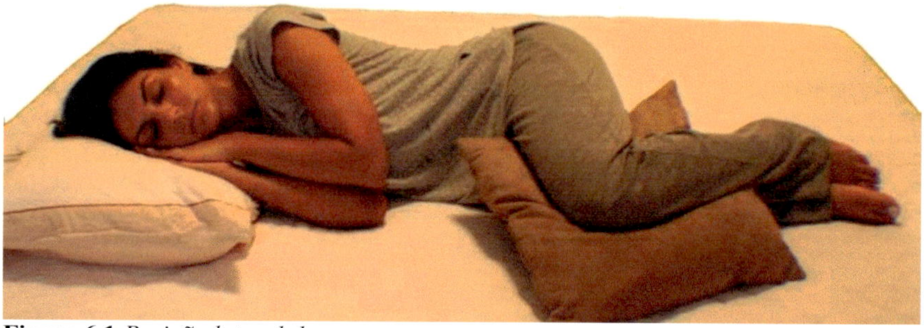

Figura 6.1 *Posição lateral de sono*

Breaks ou intervalos são sempre mais uma oportunidade de descanso físico e mental, e mais uma oportunidade para recarregar nossas energias. Nas grandes cidades do mundo como Tóquio, Nova York e São Paulo, onde o tempo tende a ser mais escasso e a possibilidade de passar em casa para uma soneca se torna cada vez mais remota, é possível encontrar lugares que oferecem um espaço para um descanso confortável na hora do almoço. Espaços assim também podem ser encontrados em empresas que se preocupam com o bem-estar dos seus funcionários; o resultado é frequentemente visto no aumento da produtividade. Mesmo sendo difícil de acreditar, a tendência do trânsito na maioria das cidades é piorar e isto é um fato. Porém, sempre podemos encontrar algumas alternativas de descanso como fretar um ônibus com os amigos de trabalho e cochilar no trajeto entre o trabalho e a casa, ou pegar um metrô, ou se o transporte público não for lá estas coisas em sua cidade, que tal pegar uma carona com seu colega de trabalho, essas alternativas te ajudarão a ter um descanso adicional. Caso não possa utilizar nenhuma destas alternativas e tenha que realmente dirigir durante um longo tempo, você pode encarar o trânsito como um break, uma oportunidade para exercitar sua respiração, para relaxar os músculos e escutar uma boa música. Se entendermos que o trânsito não vai mudar e quem deve mudar somos nós, então seremos capazes de sempre tirar boas coisas de eventos ruins. Um break vai ser sempre uma oportunidade adicional para recarregar as nossas energias físicas e mentais.

Autodescanso é uma forma de recarregar nossas energias em horários diferentes das atividades profissionais e em horários que não estamos dormindo ou tirando uma soneca e que fundamentalmente só depende de nós mesmos. Existem sempre alternativas que nos ajudam a recuperação física e mental, uma delas é investir de dez a vinte minutos na imersão do nosso corpo em água aquecida entre trinta e cinco e quarenta graus centígrados (e.g., banheiras de hidromassagem, jacuzzi e ofurô), que além de recarregar nossas energias e ter efeito relaxante, também produz efeitos positivos na circulação sanguínea, na recuperação de lesões osteomusculares, no alívio das dores, no nosso humor e também é um ótimo instrumento no combate à insônia. Contemplação da natureza também é uma oportunidade para recarregar as energias porque sai da rotina, fica longe do ambiente agitado do trabalho e das cidades, e ainda se aproxima desse importante lado humano e que na maioria das vezes é ignorado. Observar com cuidado a beleza das montanhas, praias, animais, plantas, rios, céu, lua, estrelas, etc, nos ajuda a nos aproximar da nossa essência, a meditar sobre o interior e o que temos ao nosso redor, e ainda ter todos os benefícios deste importante descanso. Se o tempo está realmente muito escasso e a montanha e a praia muito longe, podemos também ter um descanso adicional através desse simples relaxamento: encontre um ambiente silencioso, onde não possa ser incomodado e que tenha um tapete, colchonete, sofá ou cama confortável; depois coloque uma sequência de músicas que te acalmem ou sons da natureza; apague a luz e deite; na primeira parte respire lentamente e visualize lugares que gosta de estar ou lugares que te traziam paz quando era mais jovem; depois de uns dez minutos comece a escurecer o lugar que você enxergava; comece a olhar para você; continue a respirar lentamente, tente acompanhar o caminho do ar ao entrar, percorrer e sair do organismo; verifique quais músculos continuam contraídos e assim que achar, os deixe completamente relaxados; continue com os olhos fechados e respirando tranquilamente por mais dez minutos.

Troca acontece sempre quando existe o dar e receber entre duas pessoas ou mais. Receber o carinho ou a técnica de alguém, nos ajuda muito a recarregar as nossas energias. Muitas crianças já receberam de seus pais e muitas namoradas já receberam de seus namorados um carinho realizado por alguns minutos feito com as pontas dos dedos em suas cabeças, carinho este também conhecido como cafuné e que resultaram em diversas sensações positivas como o conforto, segurança, tranquilidade e outras. Outra forma de recarregar não só nossas energias mentais, mas como também físicas é receber massagem. A massagem também colabora com a recuperação e prevenção de lesões musculares, melhora da circulação sanguínea, combate à insônia, redução de dores, drenagem da linfa e tem vários outros benefícios. Na maioria das vezes, a massagem é contraindicada na gravidez ou para quem está com lesões de pele. Uma massagem bem feita é realizada por profissionais com boa técnica, que são encontrados ao redor do mundo e que dominam um ou mais tipos de massagem. Um dos tipos mais utilizados é a massagem sueca, também conhecida como clássica ou relaxante. Normalmente, ela utiliza manobras de vibração, fricção, percussão e principalmente deslizamento em movimentos lentos e com pressão leve e moderada. É sempre muito bom receber uma massagem, mas este pensamento não é apenas nosso, afinal quem está ao nosso lado pode pensar da mesma maneira e muito provavelmente já te pediu para fazer ou você já teve vontade de massagear pelo menos uma vez, então incentivo você a experimentar essa troca. Não se preocupe se vai ser perfeita ou não, porque em tudo sempre podemos melhorar e a melhora vem com a prática, mas posso afirmar que vai ser uma experiência muito boa para você e para quem receber. Abaixo, coloquei algumas dicas e uma pequena sequência de uma sessão de massagem que você pode usar nessa sua primeira experiência.

A massagem começa com quem aplica, não faça apenas por fazer, faça com dedicação e sem pressa, respire lentamente antes, durante e depois da sessão de massagem, fique bem tranquilo ou tranquila, deixe os pensamentos da sua vida pessoal e profissional fora desse momento, concentre-se apenas nas manobras, lembre-se que você está ali como instrumento de relaxamento e não de dor, por isso não pressione fortemente em nenhum momento e observe sempre as reações de quem está recebendo a massagem. Antes de tocar na outra pessoa, coloque um pouco de óleo especial para massagem em suas mãos e em seguida esfregue rapidamente suas palmas, uma contra outra, por quinze segundos. Depois, coloque mais um pouco de óleo e espalhe-o suavemente em quem vai ser massageado, nas costas, ombros e pescoço com movimentos longos e circulares. Durante a massagem, esteja atento à falta de óleo.

(1) Usando pressão leve, deslize as palmas das mãos alternadamente com movimentos rápidos e circulares pela região que será massageada para aquecer a pele durante 2 minutos.

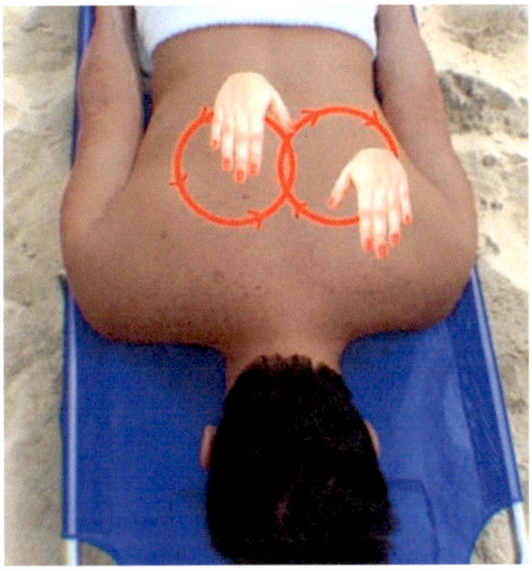

Figura 6.2

(2) Usando pressão moderada, deslize as palmas das mãos pela parte medial das costas, da base até o topo por 6 segundos, depois retorne pelas laterais nos mesmos 6 segundos; quando terminar repita mais 5 vezes.

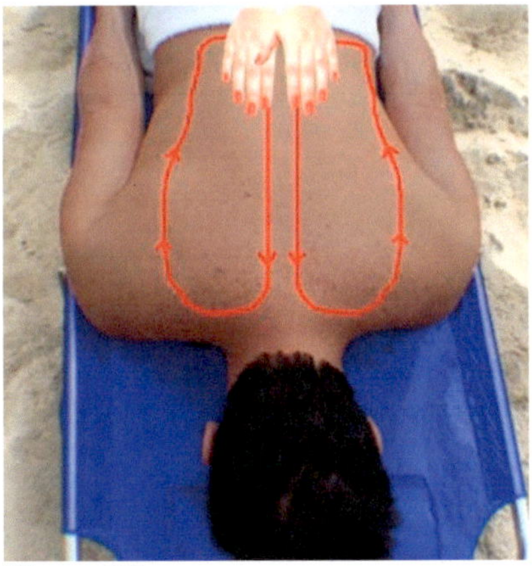

Figura 6.3

(3) Usando pressão moderada, deslize as palmas das mãos pelos ombros, trapézio e pescoço por 3 segundos, depois retorne também em 3 segundos; quando terminar repita mais 5 vezes.

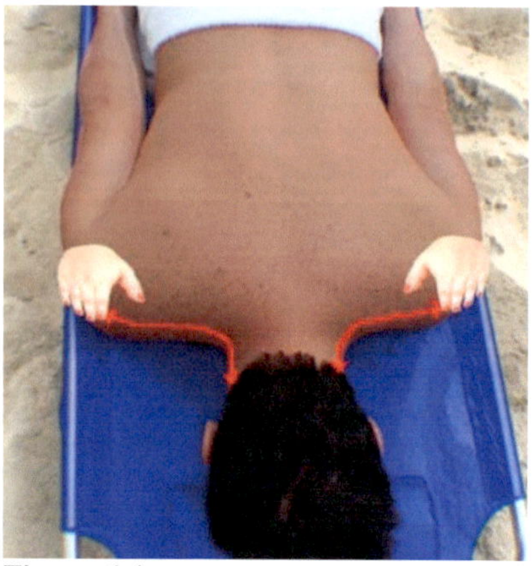

Figura 6.4

(4) Usando pressão moderada, deslize as palmas das mãos pelos ombros, braços e antebraços por 4 segundos, depois retorne também em 4 segundos; quando terminar repita mais 5 vezes.

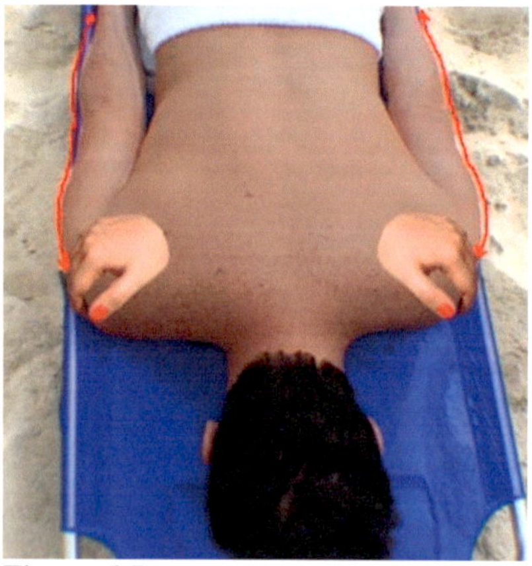

Figura 6.5

(5) Usando pressão moderada, deslize dois dedos (indicador e médio) com movimentos circulares e curtos da base do pescoço até a nuca, depois retorne pelo mesmo caminho; quando terminar repita mais 2 vezes.

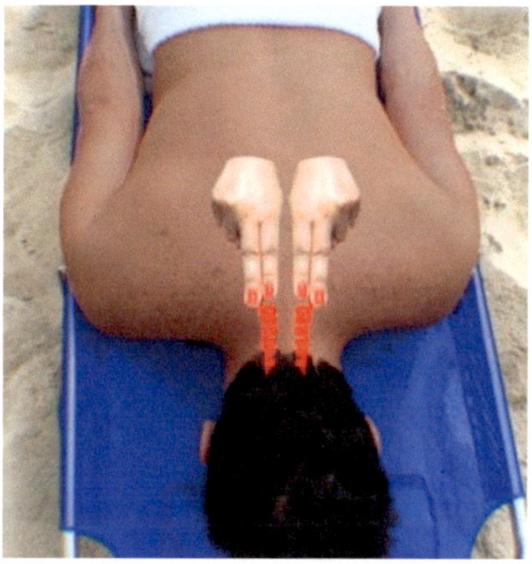

Figura 6.6

(6) Usando pressão moderada, deslize dois dedos (indicador e médio) pela parte medial das costas, da base até o topo, com movimentos circulares e curtos, depois retorne pelo mesmo caminho; quando terminar repita mais 2 vezes.

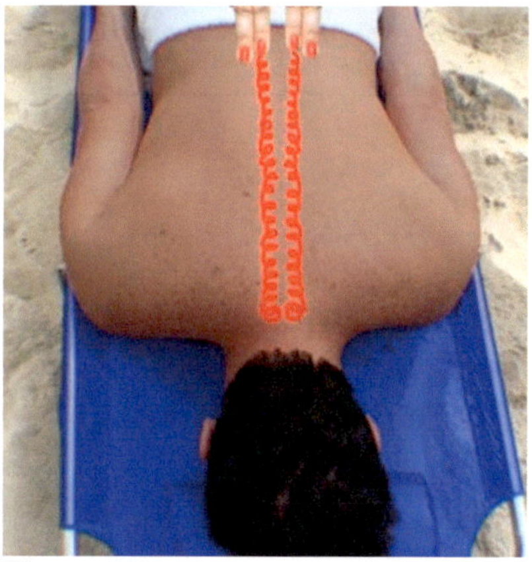

Figura 6.7

(7) Usando pressão moderada, deslize dois dedos (indicador e médio) pela musculatura ao lado da escápula, com movimentos circulares e curtos, da base até o topo medial e do topo medial até o topo lateral, depois retorne pelo mesmo caminho; quando terminar repita mais 2 vezes.

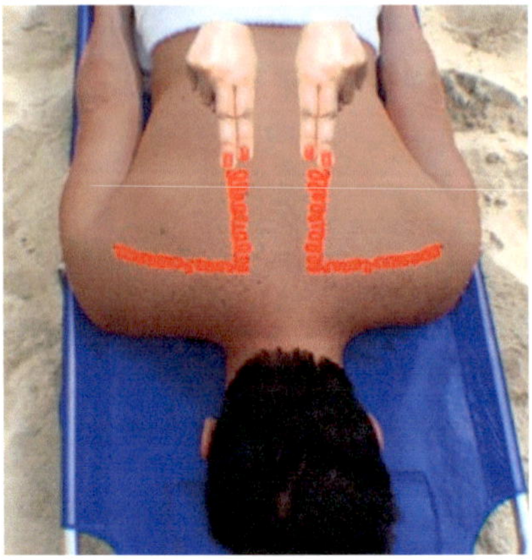

Figura 6.8

(8) Usando pressão moderada, deslize o polegar linearmente da base do pescoço até a nuca por 3 segundos, depois retorne também em 3 segundos; quando terminar repita mais 5 vezes.

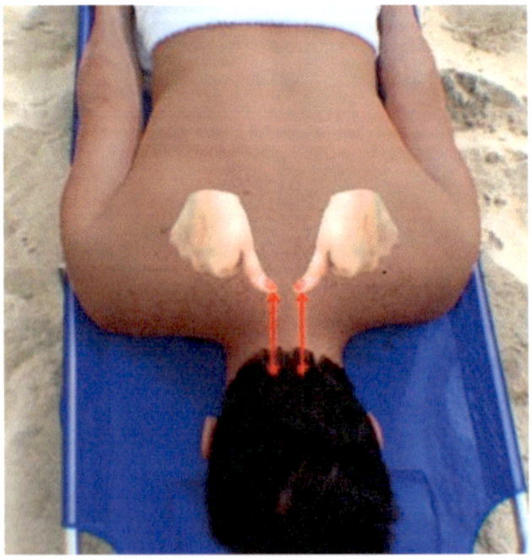

Figura 6.9

(9) Usando pressão moderada, deslize o polegar linearmente pela parte medial das costas, da base até o topo por 6 segundos, depois retorne também em 6 segundos; quando terminar repita mais 5 vezes.

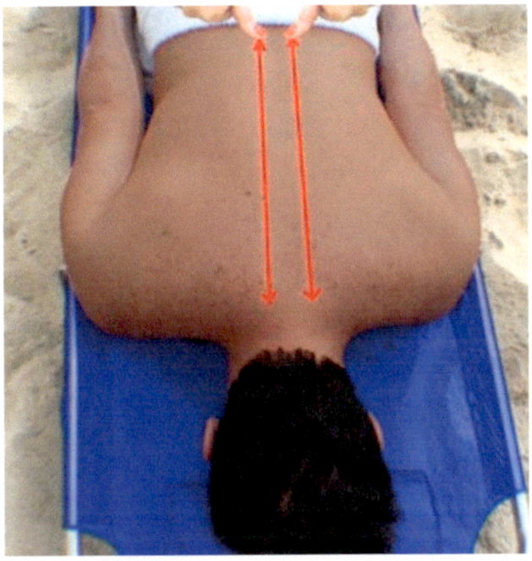

Figura 6.10

(10) Usando pressão moderada, deslize o polegar linearmente pela musculatura ao lado da escápula, da base até o topo medial e do topo medial até o topo lateral por 4 segundos, depois retorne também em 4 segundos; quando terminar repita mais 5 vezes.

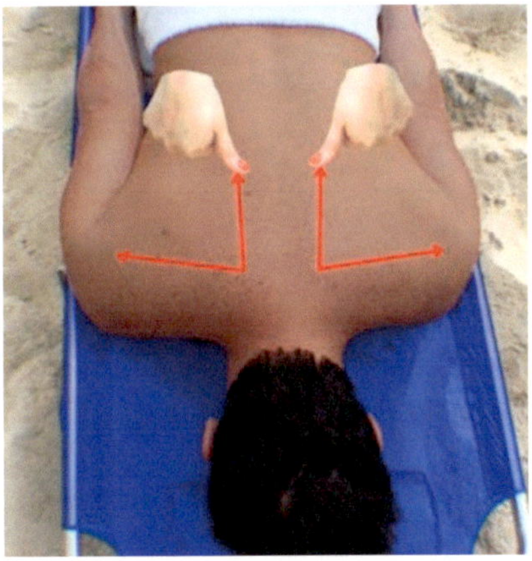

Figura 6.11

(11) Usando pressão leve, amasse a porção superior do trapézio, colocando-o entre a base da palma da mão e as falanges médias e distais, não encoste as unhas, depois afrouxe; realize 20 repetições para cada lado alternadamente.

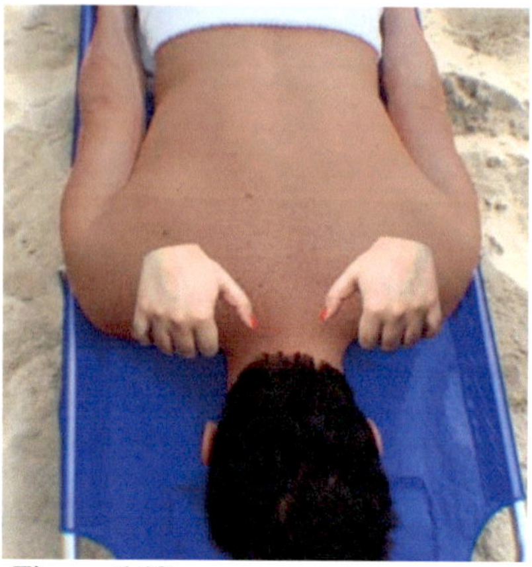

Figura 6.12

(12) Usando pressão moderada, deslize as palmas das mãos pelas costas do centro para as laterais, do trapézio até a lombar, utilizando os ângulos das costelas como referência de sentido; quando terminar repita mais 5 vezes.

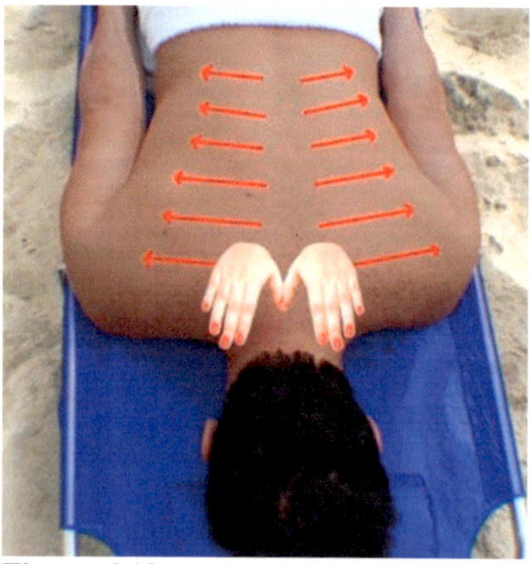

Figura 6.13

(13) Usando pressão moderada, deslize as mãos fechadas pela parte medial das costas, da base até o topo por 6 segundos, depois retorne pelas laterais nos mesmos 6 segundos; quando terminar repita mais 5 vezes.

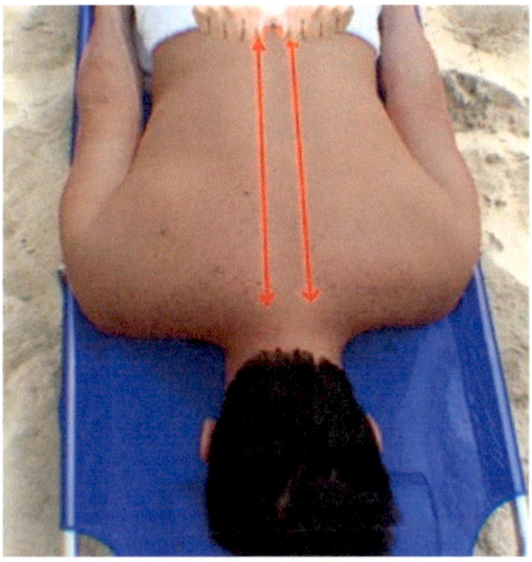

Figura 6.14

(14) Usando pressão moderada, deslize as mãos fechadas pelos ombros, trapézio e pescoço por 3 segundos, depois retorne também em 3 segundos; quando terminar repita mais 5 vezes.

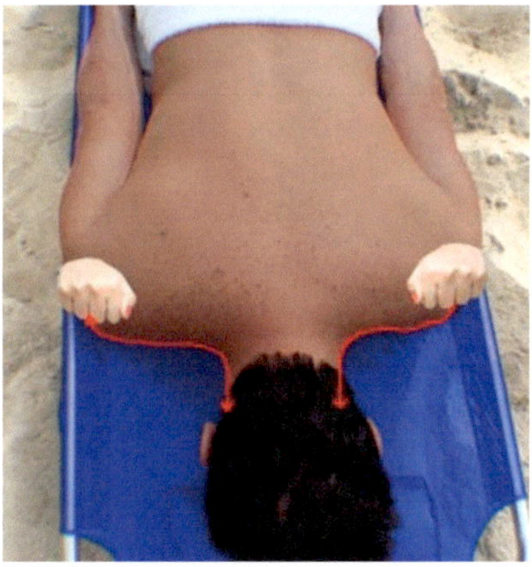

Figura 6.15

(15) Usando pressão leve, deslize as palmas das mãos pelas costas, trapézio e ombros, com movimentos lentos e circulares durante 2 minutos, alternando mão direita e esquerda.

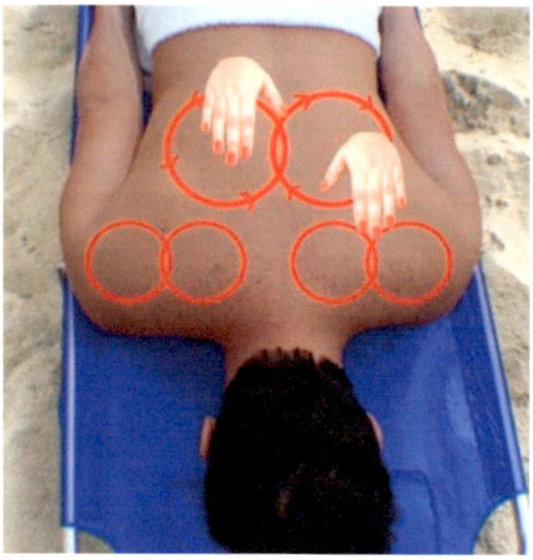

Figura 6.16

(16) Usando pressão leve, deslize as palmas das mãos pelos ombros, trapézio e pescoço por 6 segundos, depois retorne também em 6 segundos; quando terminar repita mais 3 vezes.

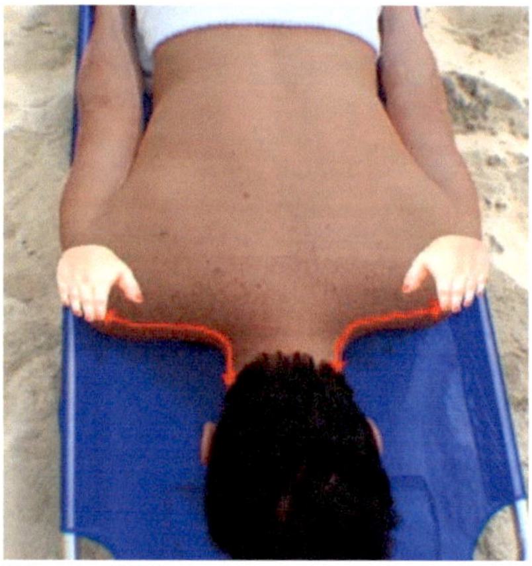

Figura 6.17

(17) Usando pressão leve, deslize as palmas das mãos linearmente pela parte medial das costas, da base até o topo por 12 segundos, depois retorne pelas laterais nos mesmos 12 segundos; quando terminar repita mais 3 vezes.

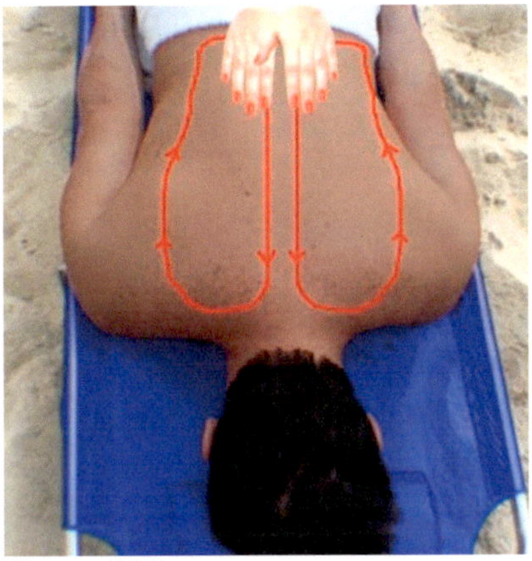
Figura 6.18

É importante lembrar que os maiores benefícios são para aqueles que recebem uma massagem, por isso seria ótimo se recebesse massagem uma vez por semana, mas se não for possível, invista em pelo menos uma sessão por mês para dar continuidade ao bem-estar e saúde conquistados.

DESCANSO ATIVO

Como já vimos, o descanso mais importante e vital é o sono, mas além desse descanso passivo e dos outros, também seria importante investir no descanso ativo, que com pequenos movimentos também nos ajuda a recarregar nossas energias. Ele é, sem dúvida, uma ótima oportunidade para relaxar, sorrir, experimentar e aprender diferentes coisas que normalmente não estão presentes em nossa rotina diária. Também é fundamental para nos descontrair e inspirar. Mesmo que os tipos de descanso ativo abaixo descritos sejam bem conhecidos, é muito importante lembrar que aqueles que melhor recarregam as nossas energias não devem estar presentes apenas em nossas mentes, mas principalmente em nossa jornada de vida. Deixar o nosso mundo menos sério é um grande investimento de saúde.

Brincar nos dias de hoje parece ser sinônimo de irresponsabilidade ou até de vadiagem, mas muito pelo contrário, ele é um importante combustível para quem procura melhor produtividade profissional e saúde. A cabeça da maioria das pessoas normalmente é cheia de preocupações, problemas e aspirações, que sugam muita energia e consequentemente traz resultados ruins à nossa saúde. Ver a vida de forma diferente, se permitir sorrir e lembrar da felicidade das brincadeiras de quando éramos crianças são informações e um estímulo a resgatar muitas das atividades de nossa juventude, mas nem sempre é possível colocar em prática por acreditar que adultos não são mais crianças e não devem mais brincar. Muito pelo contrário, se brincarmos durante a nossa vida adulta, teremos uma jornada muito mais leve. Fica então a sugestão de criar oportunidades para brincar com o espelho, de jogar cartas, de criar gincanas e também arrumar um tempo para perder no videogame com o seu filho ou sobrinho e ainda dar a "desculpa" que o deixou ganhar pra não ficar triste. Muitas vezes, durante essas atividades, as soluções de um grande problema que tanto te preocupava, cairão em suas mãos como um milagre.

Aprender é outra oportunidade de recarregar energias, principalmente quando o assunto é diferente da nossa vida profissional e quando ele é agradável. Quantas vezes tirarmos um tempinho para ler esses assuntos que nos dão prazer e refrescam a nossa cabeça, tantas vezes teremos a nossa mente mais restaurada. Alguns se sentem bem ao aprender mais sobre carros, outros sobre moda, outros sobre culinária e outros gostam de aprender letras de música. Cada um tem um gosto, não necessariamente vou ter o mesmo gosto que você leitora ou leitor, então fica difícil indicar uma boa revista ou um bom website, porém confio no seu bom gosto: então dá uma passadinha na banca de jornal ou conecte-se a internet! Boa leitura e bom descanso!

Entretenimento é uma ótima oportunidade de descanso ativo quando não estamos com o sono atrasado, mas em dia. Quando nos divertimos, a nossa cabeça descansa e impacta positivamente todo o nosso organismo. Se estiver precisando relaxar um pouco a cabeça, que tal assistir seu seriado de televisão favorito? Ou ir a um teatro? Ou assistir um cineminha? Ou cantar muito naquele show tão esperado?

Ou sair para dançar um pouco? Como vimos existem muitas possibilidades para recarregar nossas energias, mas vale a pena lembrar que é importante fazer o que gostamos com equilíbrio e na medida certa, afinal, o principal neste caso é o descanso, mental e consequentemente físico.

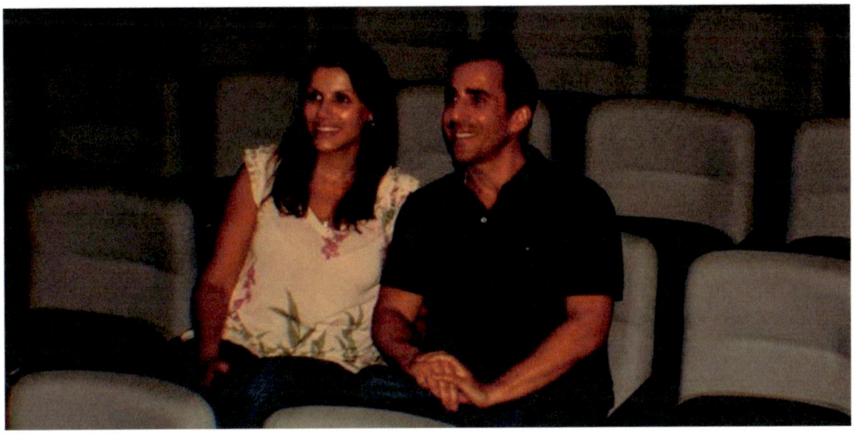

Figura 6.19

Social está também relacionado com o descanso ativo e a diversão, como no item anterior, entretenimento, porém a diferença é que nesse precisamos ter pelo menos mais uma pessoa ao nosso lado. Essa parceria pode ser realizada com pessoas da nossa família, do trabalho, igreja, escola e esporte, mas também pode ser feita com pessoas que acabamos de conhecer. O único pré-requisito é que ambos os lados gostem de estar juntos, mesmo para aqueles que acabaram de se conhecer. Estar ao lado de pessoas que não gostam ou não queiram estar ao nosso lado se torna muito cansativo e drena todas as energias, porém se o oposto for verdadeiro, será uma grande oportunidade de descanso mental para todas as pessoas envolvidas; consequentemente, a nossa saúde terá um impacto bastante positivo. O que realmente é importante nessas conexões sociais é qualidade. As imagens da próxima página, figura 6.20, nos lembram de que os momentos mais marcantes de nossas vidas ficam registrados em nossa mente quando estamos ao lado de alguém!

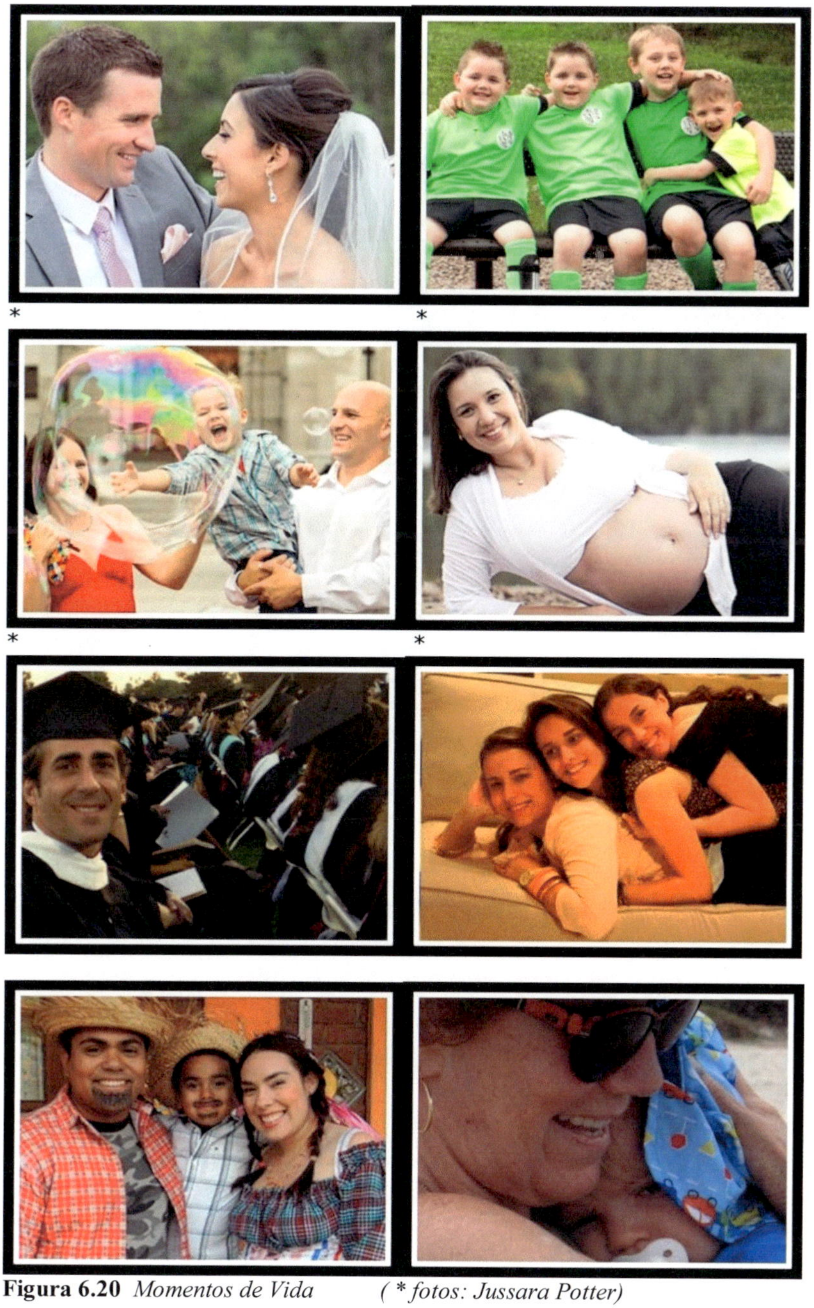

Figura 6.20 *Momentos de Vida* *(* fotos: Jussara Potter)*

III. PLANEJANDO

O conhecimento só vale a pena quando aplicado. Perguntas nos ajudam a nos motivar porque é através delas que encontramos propósito, ou seja, o porquê das coisas. A verdadeira motivação é a principal responsável pelo movimento, mesmo encontrando inúmeras dificuldades, continuamos fortes em busca daquilo que verdadeiramente é importante para nós.

7. VISÃO DA REALIDADE

O objetivo deste capítulo é ajudar a leitora ou o leitor a visualizar a sua realidade energética através da análise do relatório de três dias preenchido no início da parte dois, conexões humanas de energia. Apesar de conter poucas páginas, esse capítulo solicitará uma participação mais ativa, que acontecerá com a sua contribuição em pesquisas, cálculos, reflexões e anotação de suas respostas às perguntas. Boas ideias surgirão com sua autopercepção. Sendo assim, a nossa parceria nesse capítulo é fundamental. Vamos precisar de um lápis. Não tenha pressa, porque quando sabemos onde estamos com detalhes, aumentamos bastante as chances de chegar onde queremos.

Descrição da realidade nutricional

Com base em suas anotações nutricionais do relatório de eventos realizado em três dias, responda as perguntas abaixo:

1. Após acordar, quanto tempo ficou sem comer?

2. Após a última refeição da noite, quanto tempo demorou para deitar?

3. Liste os horários de cada refeição que realizou durante o dia e entre parênteses coloque o tipo (refeição principal; lanche; beliscar fora de hora). Qual foi a duração de cada uma? Quais foram os intervalos de tempo entre elas?

4. Nas suas refeições, você comeu sozinho ou acompanhado? Televisão, computador, música alta e outras distrações também estavam presentes e ligadas? Você normalmente presta atenção na mastigação e no volume ingerido?

5. Você acredita que realizou refeições apenas por fome ou acha que também existiu um componente emocional?

6. Frutas, legumes e verduras estavam e estão presentes em sua dieta?

7. Associe os alimentos ingeridos no relatório a cada forma de preparo abaixo.

Crus:

Cozidos na água:

Cozidos no vapor:

Assados no espeto:

Forneados:

Grelhados:

Fritos:

8. Dos alimentos acima listados, algum integral ou orgânico?

9. Liste as vitaminas presentes em sua dieta, separadas pelos três dias do relatório.

10. Liste os minerais presentes em sua dieta, separados pelos três dias do relatório.

11. Qual o total em mililitros que você bebeu por dia? Desse total, quantos mililitros de água? Suco? Bebida destilada? Bebida fermentada? Isotônico? Café? Chá? Refrigerante?

12. Liste os alimentos e bebidas de cada refeição. Se existiram molhos, coloque nessa lista também. Anote ao lado de cada alimento: as gramas de proteínas, carboidratos, fibras, gordura total, gordura saturada, gordura trans, colesterol e sódio referentes à porção consumida. Caso não tenha em mãos o rótulo do alimento ingerido ou não encontre no site do fabricante a sua composição, acesse a página www.eduardoguerra.com/saude , nesse endereço existem informações que podem te ajudar a conhecer os valores de suas refeições.

Refeição| Alimento| Prot| Carbo| Fibra| G. Total | Sat. | Trans | Colest. | Sódio

Refeição| Alimento| Prot| Carbo| Fibra| G. Total | Sat. | Trans | Colest. | Sódio

Refeição| Alimento| Prot| Carbo| Fibra| G. Total | Sat. | Trans | Colest. | Sódio

13. Em relação às calorias, proteínas, carboidratos, fibras, gordura total, gordura saturada, gordura trans, colesterol e sódio, qual foi o total de cada item para cada refeição? E qual foi o total de cada um no dia inteiro?

14. Compare os seus valores diários com os recomendados.

	Recomendados	Ingeridos
*Fibras:		
*Gordura Trans:	0	
*Gordura Saturada:	0	
*Colesterol:	0	
*Sódio:	1.5 a 2.3g	

Obs. 1: É muito importante não consumir menos que o recomendado em fibras e não ultrapassar os valores de sódio, gordura trans, saturada e colesterol.

Obs. 2: Da mesma maneira que comparamos os itens acima, se no futuro quiser comparar as vitaminas e os outros minerais, basta utilizar os valores das páginas 85 e 100 referentes à recomendação diária para adultos sadios.

15. Multiplique o total de gramas de gorduras por 9, carboidratos por 4 e proteínas por 4. Depois some os três itens, o resultado corresponde ao total de calorias que você ingeriu neste específico dia.

Quando utilizamos menos energia do que ingerimos, engordamos. Quando utilizamos mais energia do que ingerimos, emagrecemos. Quando utilizamos a mesma energia que ingerimos, permanecemos sem emagrecer e sem engordar. Lembrando que, utilizar energia corresponde ao nosso metabolismo basal mais a nossa atividade de vida profissional e pessoal diária mais o exercício físico realizado. Para saber os seus valores aproximados de calorias utilizadas em exercícios físicos e metabolismo basal, acesse a página eduardoguerra.com/saude .

16. Leia as suas respostas acima, reflita e responda: quais são os seus hábitos alimentares que considera positivos?

17. Leia as suas respostas acima, reflita e responda: quais são os seus hábitos alimentares que considera negativos?

Descrição da realidade de movimento

Com base em suas anotações sobre movimento do relatório de eventos realizado em três dias, responda as perguntas abaixo:

1. Você trabalhou ou estudou fora de casa durante os três dias de relatório? Se sim, qual foi o transporte que utilizou para chegar a esse lugar? Existiu algum momento nesse trajeto que você caminhou, pedalou ou não utilizou transporte motorizado? Se sim, quantos metros percorreu e por quanto tempo?

2. No seu trabalho ou escola, qual é o percurso que percorreu? Quantos metros e/ou degraus têm esse percurso e quantas vezes o percorreu? Qual foi a distância total?

3. Você transportou algum tipo de carga em casa ou no trabalho? Se sim, quantos quilos e como transportou? Lembra se usou mais o ombro e braço direito ou esquerdo?

4. Você fez alguma atividade física em lugares diferentes da sua casa, trabalho ou escola? Se sim, em quais lugares?

5. Você realizou exercícios físicos estruturados com predominância cardiopulmonar? Se sim, descreva como foi o seu treino.

6. Você realizou exercícios físicos estruturados com predominância neuromuscular? Se sim, descreva como foi o seu treino.

7. Fumou nesses três dias do relatório? Se sim, quantos cigarros fumou por dia?

8. Qual foi a média intestinal diária desses três dias?

9. Em relação à segurança, quando foi a última vez que você fez uma avaliação médica com o objetivo de obter um atestado de aptidão física? Eletrocardiograma de esforço, ecocardiograma e exames laboratoriais foram realizados? O atestado médico informou que você estava completamente apto a realizar atividades físicas ou existiu alguma restrição? Se sim, qual?

10. Qual grupo morfológico você pertence? Ectomorfo, mesomorfo ou endomorfo?

11. Qual é o seu IMC atual? Em qual classificação esse resultado se encontra? Para calcular o IMC, acesse a página eduardoguerra.com/saude .

12. Tente visualizar as suas atividades do relatório: você considera ter uma ótima postura quando usou o computador, carregou objetos, assistiu televisão, realizou refeições, deitou e levantou da cama?

13. Leia as suas respostas acima, reflita e responda: quais são os seus hábitos de movimento que considera positivos?

14. Leia as suas respostas acima, reflita e responda: quais são os seus hábitos de movimento que considera negativos?

Descrição da realidade de descanso

Com base em suas anotações sobre descanso do relatório de eventos realizado em três dias, responda as perguntas abaixo:

1. Descreva o ambiente que dormiu nos três dias de relatório. Essa descrição pode conter informações sobre luminosidade, barulho, conforto e outras que julgar importantes. Se não existir essas informações no relatório, pode descrever como dorme atualmente.

2. Você demorou para dormir? Ao acordar no outro dia, acordou lentamente ou pulou da cama?

3. Quantas horas você dormiu por noite? Em alguma noite dormiu mais que nove horas? ou dormiu seis horas ou menos?

4. Dormiu sem acordar durante a noite toda? Qual foi a qualidade dessas horas de sono?

5. Você acha que as suas emoções, de alguma forma interferiram em seu sono? Se sim, como?

6. Dormiu durante o dia em algum momento? Quanto tempo?

7. Em relação ao total de horas de sono e à sua qualidade, acredita que foram insuficientes, suficientes ou demasiadas para recarregar as suas energias?

8. Nesses três dias, como utilizou os *breaks* ou intervalos que teve durante as atividades pessoais e profissionais?

9. Nos horários em que não têm compromissos pessoais e profissionais, você procura por algum tipo de descanso passivo como relaxar em um ambiente calmo, estar mais próximo da natureza, relaxar em uma banheira, receber uma massagem ou qualquer outra forma para recarregar suas energias?

10. Você consegue encontrar tempo para atividades que te inspirem, recarreguem suas energias e te tragam momentos de descontração como ir ao cinema, ler uma boa revista cujo assunto não está relacionado à sua vida profissional, estar ao lado de amigos ou qualquer outro tipo de descanso ativo?

11. Leia as suas respostas acima, reflita e responda: quais são os seus hábitos de descanso que considera positivos?

12. Leia as suas respostas acima, reflita e responda: quais são os seus hábitos de descanso que considera negativos?

8. PLANEJANDO O FUTURO

Com as informações do livro mais os seus conhecimentos anteriores, já é possível estabelecer um bom plano estratégico. Informação sem aplicação é um monte de conhecimento que não tem nenhuma utilidade e ainda ocupa um grande espaço em sua memória, sem contar o tempo investido que foi perdido. Conhecimento bom é conhecimento aplicado, então vamos planejar os dias, semanas e meses futuros e começar no presente.

Este capítulo está dividido em três partes: *Receitas*, que são importantes informações que nos ajudam a lembrar de como alcançar um objetivo; *Obstáculos e Atalhos*, que são possíveis impedimentos ou barreiras que encontramos durante a nossa caminhada e que teremos que superar ou desviar para alcançar um objetivo; e para finalizar, o *Planejamento Semanal*, que organiza as informações contidas nas duas primeiras partes nos sete dias da semana. O planejamento pode ter duração fixa, por número de semanas, ou variável, até alcançar um objetivo ou até acontecer alguma mudança na vida profissional ou pessoal.

Também nesse capítulo, estaremos em parceria! A sua visão para preencher com um lápis os espaços e responder as perguntas abaixo é fundamental para obtermos sucesso. Se preferir escrever em outro lugar ou digitar em um equipamento eletrônico, sinta-se à vontade.

Nutrição: Receitas

Considere as informações contidas na sessão "hábitos alimentares saudáveis" da página 122 e as suas reflexões contidas nas duas últimas respostas da sessão "descrição da realidade nutricional" na página 279 para preencher as receitas abaixo.

Quais são os alimentos e bebidas que deve eliminar da sua alimentação? Ou por alergia, ou por intolerância, ou por fazer muito mal à saúde.

Quais são os alimentos e bebidas que pode ingerir apenas em pequenas quantidades?

Das frutas que já experimentou, quais são as que mais agradam o seu paladar?

Dos legumes e verduras que já experimentou, quais são os que mais agradam o seu paladar?

Quais são as frutas, legumes e verduras que ainda não experimentou? Crie uma oportunidade para experimentar. Para saber quais são os melhores meses desses alimentos, acesse a página eduardoguerra.com/saude .

Quanto tempo antes de ir para cama dormir, pretende realizar a sua última refeição? Por ela ser leve, quais alimentos pretende ingerir?

Em dias de exercício físico, quais alimentos você pode incluir em sua alimentação diária?

O que pretende comer em sua última refeição antes do exercício? Importante lembrar que a alimentação pré-exercício depende do tempo que temos disponível: a recomendação para uma hora antes do exercício é ingerir apenas frutas de fácil digestão e líquidos; duas horas antes é poder adicionar alimentos mais sólidos, porém sem a presença de proteínas e gorduras; três horas ou mais é poder comer tudo com qualidade, mas mesmo assim sem exagerar na quantidade.

Quantos litros de água pretende beber em dias sem exercício físico? E quanto pretende beber a mais nos dias que realizar exercícios?

Na sua alimentação de verão, quais são os alimentos você deve incluir e quais deve retirar?

Na sua alimentação de inverno, quais são os alimentos que deve incluir e quais deve retirar?

Existem dias e noites que as nossas emoções estão alteradas. Para esses dias, associe os três itens abaixo aos alimentos e quantidade que pretende ingerir de maneira saudável para combater esse desequilíbrio.

Estresse:

Depressão:

Ansiedade:

Deixei a próxima página em branco para você, caso queira adicionar mais receitas.

Nutrição: Obstáculos e Atalhos

Liste os seus possíveis impedimentos (obstáculos) relacionados à nutrição, depois escreva as soluções (atalhos) para superá-los. Antes de você listar os seus obstáculos e atalhos, vou deixar abaixo dois exemplos fictícios, A e B, apenas para te ajudar a iniciar. Quando um possível obstáculo é reconhecido, mesmo que não seja encontrado pelo caminho, nunca seremos surpreendidos por ele.

Obstáculo A: Os restaurantes ao redor da empresa que trabalho não servem comida saudável.

Atalho A: Como tenho pouco tempo na terça e na quinta-feira, peço para o restaurante x entregar na empresa. Na segunda e na quarta, tenho mais tempo, então vou de carro até o shopping e almoço com amigos. Na sexta, trago comida de casa e almoço no refeitório da empresa.

Obstáculo B: Tenho pressão alta e o almoço da família no domingo sempre está muito salgado.

Atalho B: Tento convencer a todos que o excesso de sal também faz mal aos meus familiares. Se não quiserem mudar, peço para fazer a minha comida sem sal. Se não for possível, na próxima vez eu mesmo pilotarei o fogão.

Agora é com você! Se tiver menos que sete obstáculos, não preencha todos!

Obstáculo 1:

Atalho 1:

Obstáculo 2:

Atalho 2:

Obstáculo 3:

Atalho 3:

Obstáculo 4:

Atalho 4:

Obstáculo 5:

Atalho 5:

Obstáculo 6:

Atalho 6:

Obstáculo 7:

Atalho 7:

Deixei a próxima página em branco para você, caso queira adicionar mais obstáculos nutricionais e suas respectivas soluções.

Movimento: Receitas

Considere as informações contidas no capítulo cinco, Movimento, suas reflexões contidas nas duas últimas respostas da sessão “descrição da realidade de movimento” na página 287 e outras informações pessoais para preencher as receitas abaixo.

Como pretende manter seus exames médicos atualizados?

Em caso de emergência, para onde deve ir e para quem ligar?

Liste o histórico familiar de doenças.

Liste por data, as suas principais doenças, lesões e cirurgias.

Tem alergia a algum medicamento? Se sim, qual?

Atualmente, faz uso de medicação? Se sim, qual medicação, dosagem e por quanto tempo?

Quando foi realizado o exame laboratorial mais recente?

Preencha os itens abaixo com os valores desse exame.

Triglicerídeos:

Colesterol Total:

LDL:

HDL:

Glicemia:

Para ter um controle maior do movimento é fundamental manter informações importantes em um histórico. Para isso, criei uma tabela com algumas informações que você pode mensurar sozinho e te que ajudarão nesse controle. Um sábado ou domingo por mês, se possível no mesmo horário, mensure e preencha a frequência cardíaca basal, pressão arterial, peso, IMC, medidas antropométricas e dobras cutâneas na tabela abaixo.

Data Horário Temp. Ambiente FC basal Pressão Arterial Peso IMC MA Bíceps D MA Bíceps E MA Antebraço D MA Antebraço E MA Peito MA Abdômen MA Glúteo MA Coxa D MA Coxa E MA Panturilha D MA Panturilha E DC Abdominal DC Suprailíaca							

Você terá um acompanhamento profissional de algum educador físico? Quem? Qual a formação dele?

Quais são os exercícios proibidos para você?

Quantos dias por semana irá se exercitar? Quais são? Qual é o tempo disponível para cada dia?

Qual atividade cardiopulmonar vai realizar? Natação, caminhadas, ciclismo ou outra atividade? Quais dias vai treinar? Qual será a zona de treinamento que utilizará? As informações contidas nas páginas 231 à 234 podem te ajudar a decidir se a zona alvo será Cardio I, II, III, IV ou V.

As principais formas para controlar a intensidade dos exercícios cardiopulmonares são: frequência cardíaca, distância por tempo, movimentos por tempo e a sensação de esforço. Dessas, quais utilizará para controle do seu treinamento cardiopulmonar?

Descreva como serão os seus treinos cardiopulmonares.

Além do treinamento cardiopulmonar, vai fazer algum treinamento predominantemente neuromuscular? Se sim, quais serão os dias de treinamento e para cada dia qual será o treinamento (A, B, C) realizado? As informações contidas nas páginas 224 a 227 podem te ajudar a decidir o treinamento.

Se também for realizar treinamentos neuromusculares, descreva como serão os seus treinos neuromusculares. Para cada treinamento associe os exercícios, número de séries, repetições e cargas.

Existem dias que as nossas emoções estão alteradas. Para esses dias, associe os três itens abaixo às atividades e exercícios físicos que NÃO pretende realizar para não piorar esse desequilíbrio.

Estresse:

Depressão:

Ansiedade:

Associe os três itens abaixo às atividades e exercícios físicos que pretende realizar para combater esse desequilíbrio.

Estresse:

Depressão:

Ansiedade:

Você acredita que os exercícios físicos que adicionou à sua atividade de vida diária pessoal e profissional estão adequados?

Não são insuficientes, nem exagerados?

Também acha que o intervalo de dias entre os treinamentos são suficientes para a adaptação do seu organismo aos exercícios físicos?

Deixei a próxima página em branco para você, caso queira adicionar mais receitas.

Movimento: Obstáculos e Atalhos

Liste os seus possíveis impedimentos (obstáculos) relacionados ao movimento, depois escreva as soluções (atalhos) para superá-los. Antes de você listar os seus obstáculos e atalhos, vou deixar abaixo dois exemplos fictícios, A e B, apenas para te ajudar a iniciar.

Obstáculo A: Estou sempre muito cansado de manhã e não consigo acordar cedo para caminhar na esteira do prédio.

Atalho A: Não vou mais assistir o telejornal da meia noite, vou dormir mais cedo e acordar mais cedo para caminhar. Quando for de carro para o trabalho, ao invés de ouvir música no trajeto vou ouvindo aquela rádio de notícia!

Obstáculo B: Gostaria de fazer alguma atividade no fim de semana quando vou para a casa de praia com a família, mas lá os adultos só querem comer e dormir!

Atalho B: Vou dizer ao meu sobrinho de treze anos que vou arrumar as duas bicicletas e perguntar se ele topa pedalar comigo todos os finais de semana. Se topar, perfeito! Se não, vou pedalar sozinho!

Agora é com você! Se tiver menos que sete obstáculos, não preencha todos!

Obstáculo 1:

Atalho 1:

Obstáculo 2:

Atalho 2:

Obstáculo 3:

Atalho 3:

Obstáculo 4:

Atalho 4:

Obstáculo 5:

Atalho 5:

Obstáculo 6:

Atalho 6:

Obstáculo 7:

Atalho 7:

Deixei a próxima página em branco para você, caso queira adicionar mais obstáculos de movimento e suas respectivas soluções.

Descanso: Receitas

Considere as informações contidas no capítulo seis, Descanso, suas reflexões contidas nas duas últimas respostas da sessão “descrição da realidade de descanso” na página 292 e outras informações pessoais para preencher as receitas abaixo.

Que estratégias pretende criar para sentir sono à noite e ir dormir imediatamente?

O que você evitará fazer para não ter a sua noite de sono sabotada?

Existe algum momento do seu dia que você poderia investir em um cochilo?

Além de relaxar em um ambiente calmo, uma banheira ou contemplar a natureza, quais outros exemplos de descanso passivo você poderia investir?

Existe algum estilo de música que ajuda a sua mente relaxar e que você poderia ouvir no trânsito enquanto vai e volta do trabalho? Se sim, já fez a sua seleção para esse momento?

Sem contar os assuntos relacionados ao seu trabalho, quais são as suas leituras favoritas?

Tem algum tipo de jogo ou brincadeira que te descontraia e recarregue as suas energias? Se sim, quais?

Qual é o seu seriado de televisão favorito? Quais tipos de teatro ou cinema você gosta de assistir? Quais são os shows de bandas nacionais e internacionais que gostaria de assistir? Depois de ter respondido essas três perguntas, como vai incluir essas possibilidades em sua vida e se programar para elas?

Quais são as pessoas da família, do trabalho, igreja, escola, esporte, que gosta e se sente bem ao lado delas? Se a recíproca é verdadeira, como vai separar um tempinho para essas boas companhias?

Quais outros tipos de descanso ativo te deixam feliz, dão prazer, te inspiram e ainda recarregam suas energias?

Deixei a próxima página em branco para você, caso queira adicionar mais receitas.

Descanso: Obstáculos e Atalhos

Liste os seus possíveis impedimentos (obstáculos) relacionados ao descanso, depois escreva as soluções (atalhos) para superá-los. Antes de você listar os seus obstáculos e atalhos, vou deixar abaixo três exemplos fictícios, A, B e C, apenas para te ajudar a iniciar.

Obstáculo A: A minha esposa só consegue dormir com a luz do abajur dela acesa e a televisão ligada, porém essa claridade toda não me deixa dormir!

Atalho A: Posso colocar uma luz de parede mais fraca e mais perto do rodapé do lado dela e a televisão programarei para desligar depois de trinta minutos! Se ela não abrir mão do abajur aceso, dormirei com uma venda!

Obstáculo B: Não consigo dormir porque me sinto sempre estufado!

Atalho B: Vou jantar mais cedo, em menor quantidade e mastigar bem os alimentos!

Obstáculo C: Gostaria de sair para dançar e pegar um cineminha de vez em quando, mas não tenho tempo!

Atalho C: Não vamos mais assistir a novela das oito no sábado e nem ver as notícias da semana no jornal das onze! Um sábado, iremos ao cinema e em outro, sairemos para dançar!

Agora é com você! Se tiver menos que sete obstáculos, não preencha todos!

Obstáculo 1:

Atalho 1:

Obstáculo 2:

Atalho 2:

Obstáculo 3:

Atalho 3:

Obstáculo 4:

Atalho 4:

Obstáculo 5:

Atalho 5:

Obstáculo 6:

Atalho 6:

Obstáculo 7:

Atalho 7:

Abaixo, deixei um espaço em branco para você, caso queira adicionar mais obstáculos de descanso e suas respectivas soluções.

Planejamento da Agenda Semanal

Nesta última parte, definiremos os próximos passos, que serão baseados em todo o conteúdo até aqui, mas que essencialmente devem ter seu foco nesse capítulo, porque aqui estão as suas receitas de nutrição, movimento e descanso, e também estão as suas soluções para os obstáculos que possivelmente encontrará. Um planejamento organiza uma rotina futura e consequentemente evita muitas surpresas, nos afastando dos erros e nos aproximando dos acertos. Caso queira fazer um rascunho em outro papel e depois passar a limpo com lápis na sua agenda que está um pouco a frente, na página 336, ou digitar direto em algum eletrônico pessoal ou em qualquer outro lugar, por favor, sinta-se à vontade.

A seguir, coloquei o meu planejamento de forma resumida na próxima página, para servir apenas como referência. Afinal, provavelmente não temos as mesmas atividades e possivelmente temos diferentes necessidades e preferências. Os eventos iniciados com a letra (N) estão relacionados à nutrição, (M) movimento e (D) descanso.

Meu objetivo: manter o meu peso e disposição com movimento, descanso e alimentação saudável.

Meu gasto calórico diário aproximado:

Basal: 1789 Kcal; Exercício: 250 Kcal; Total: 2000Kcal;

Valor aproximado a ser ingerido diariamente:

Dieta: 2000 Kcal;

Duração: oito semanas, quando vou começar a fazer natação pela manhã antes do trabalho e não mais pedalar na hora do almoço porque vou ter apenas uma hora de intervalo.

MINHA AGENDA SEMANAL

Segundas-feiras

(Tipo) *Horário; Evento.*

(M, N) 06:00; Acordar, escovar os dentes e beber água.

(M) 06:10; Tomar banho.

(N) 06:25; Café da manhã: meio mamão papaia, um copo de leite de soja com três colheres de mesa de granola, duas fatias de pão multigrão com uma fatia de peito de peru e uma de queijo suíço.

(M) 07:00; Terminar de me trocar e dirigir até o trabalho.

(M) 08:00-10:00; Trabalhar sentado na frente do computador, mas levantar e caminhar um pouco sempre que possível.

(N) 10:00-10:10; Lanche da manhã: uma maçã e uma banana.

(M) 10:10-12:00; Escovar os dentes. Trabalhar no computador, mas levantar e caminhar um pouco sempre que possível.

(M) 12:15-13:00; Pedalar na ergométrica (Cardio III) por 30 minutos. Treino neuromuscular (peito e tríceps).

(M) 13:00; Banho.

(N) 13:10-14:00; Almoçar: salada crua (alface, couve, rúcula, cenoura, tomate), brócolis ao vapor, uma colher de mesa de azeite de oliva, uma colher de servir de arroz integral e uma de feijão branco. Um filet grelhado: de peixe (3x semana) **ou** de proteína de soja (1x semana) **ou** de peito de frango (2x semana) **ou** de picanha magra (1x semana).

(M) 14:00-16:00; Escovar os dentes. Trabalhar no computador, mas levantar e caminhar um pouco sempre que possível.

(N) 16:00-16:10; Lanche da Tarde: uma barrinha de cereal.

(M) 16:10-18:00; Escovar os dentes. Trabalhar no computador, mas levantar e caminhar um pouco sempre que possível.

(M) 18:00; Voltar para casa dirigindo.

(M) 19:00; Tomar banho.

(N) 19:10; Jantar: salada crua (alface, cenoura e tomate), uma colher de azeite de oliva e um pão pita médio. Uma clara de ovo cozida **OU** meia latinha de atum sem óleo em lata. Um copo de suco de uva integral e uma gelatina.

(M, D) 19:40-20:40; Escovar os dentes. Assistir o meu programa de TV favorito.

(M) 20:40-21:10; Checar e-mails e ver as notícias do dia.

(D) 21:10; Ler um livro e assim que sentir sono, ir para cama.

(D) 22:00-06:00; Dormir bem por oito horas!

Observação: ter sempre ao meu lado durante todo o dia, uma garrafinha de água.

Na sua agenda, coloque mais informações do que eu coloquei, afinal não coloquei os meus passeios, descansos, estudos e outras atividades por ter colocado apenas o exemplo para um dia, segundas-feiras.

Para cada evento coloque o horário de início e fim. Mesmo com horários estabelecidos na agenda, é importante estar preparado para qualquer eventualidade e estar atento às suas baterias, afinal existem dias que estamos mais dispostos e que podemos esticar um pouco mais os horários, mas também existem dias que estamos com menos energia, ou seja, nesses casos teremos que ser flexíveis para reduzir os horários de determinados eventos.

Antes de planejar a sua semana, releia mais uma vez tudo o que escreveu no início desse capítulo, sobre as suas receitas, obstáculos e atalhos. Se tiver alguma dúvida enquanto preenche a sua agenda, retorne às suas anotações e ao conteúdo do livro sempre que achar necessário. Para preencher o planejamento da sua agenda semanal, utilize os quatro passos a seguir.

.(A) Coloque o seu objetivo para esse planejamento, ele servirá de guia para que você permaneça na direção correta. Além do seu gasto calórico, coloque toda informação atual que achar importante, como peso, medidas, estado de humor e disposição, etc. Essas informações lhe ajudarão no futuro à comparar sua evolução e também servirão para qualquer mudança que queira implementar durante esse processo. A duração da sua agenda pode ser fixa, limitada por uma data ou evento, ou pode ser flexível, até que você atinja uma determinada meta. Não se preocupe se nesse trajeto tiver que fazer algumas alterações, isto é natural e normal.

.(B) Escreva todas as suas atividades profissionais e pessoais. Depois, insira em sua agenda os dias e horários que fará exercícios físicos e também qualquer outra atividade onde utilizará as suas energias.

.(C)Insira em sua agenda, as formas de descanso passivo e ativo que serão importantes para recarregar as suas energias utilizadas pelo movimento diário inserido no passo anterior. Todas as formas de descanso são importantes, mas o sono noturno, que é o principal restaurador, é fundamental e deve ter atenção especial.

.(D) Coloque as suas necessidades de armazenamento de energia, nutricionais, associadas à quantidade de movimento diário. É importante lembrar que, a quantidade e os horários da sua dieta não podem servir de obstáculo para o movimento e descanso diário.

PLANEJAMENTO DA SUA AGENDA SEMANAL

Objetivo:

Gasto calórico diário aproximado:

Basal:

Exercício:

Total:

Valor aproximado a ser ingerido diariamente:

Dieta:

Duração:

Informações adicionais:

Segundas-feiras

(Tipo) *Horário; Evento.*

Segundas-feiras continuação

(Tipo) *Horário; Evento.*

Observação:

Terças-feiras

(Tipo) *Horário; Evento.*

Terças-feiras continuação

(Tipo) *Horário; Evento.*

Observação:

Quartas-feiras

(Tipo) *Horário; Evento.*

Quartas-feiras continuação

(Tipo) *Horário; Evento.*

Observação:

Quintas-feiras

(Tipo) *Horário; Evento.*

Quintas-feiras continuação

(Tipo) *Horário; Evento.*

Observação:

Sextas-feiras

(Tipo) *Horário; Evento.*

Sextas-feiras continuação

(Tipo) *Horário; Evento.*

Observação:

Sábados

(Tipo) *Horário; Evento.*

Sábados continuação

(Tipo) *Horário; Evento.*

Observação:

Domingos

(Tipo) *Horário; Evento.*

Domingos continuação

(Tipo) *Horário; Evento.*

Observação: Agenda nova completa, agora é colocar seu novo dia a dia em prática! Parabéns pela continuação dos seus bons caminhos e pelo começo dos novos!!! Mantenha esta agenda sempre atualizada!!!

9. INICIANDO NO PRESENTE

Hoje chegamos ao nosso último capítulo, mesmo assim não quer dizer que é o fim, muito pelo contrário, afinal demos muitos passos juntos e você ainda tem muitos outros para dar em sua jornada de vida.

O objetivo desse livro foi levar informação e aplicação sobre bem-estar e qualidade de vida com o propósito de que você consiga aprimorar a cada dia as suas conexões com o mundo exterior e interior e que por consequência seja mais feliz e saudável.

Quando armazenamos, utilizamos e recarregamos nossas energias com qualidade, alcançamos sempre resultados muito superiores do que aqueles que normalmente alcançamos sem o investimento em bons hábitos nutricionais, de movimento e descanso. Sendo assim, vamos relembrar alguns benefícios desse investimento: melhora do sistema imunológico; aumento da libido e desempenho sexual; melhora estética corporal; ajuda a prevenir o câncer, doenças osteomusculares, cardiovasculares e pulmonares; melhora o funcionamento do sistema digestivo; combate a obesidade; diminui o colesterol e a taxa de glicose sanguínea; melhora o desempenho profissional e a qualidade dos relacionamentos interpessoais; aumenta a disposição e a sensação de bem-estar; diminui a ansiedade, estresse e depressão; melhora a qualidade do sono, a autoestima, a capacidade de memória, raciocínio e consequentemente aprendizado; além de inúmeros outros benefícios profissionais e pessoais.

No capítulo anterior, planejando o futuro, temos as suas receitas, os atalhos para seus obstáculos e a sua agenda semanal que se ainda não foram, começam a ser aplicadas nesse momento, hoje, agora. Podemos e devemos planejar o futuro, mas para que as mudanças comecem a fazer efeito, elas não podem ser iniciadas amanhã. O começar amanhã não existe, o amanhã nunca chega e vai ficar sempre no futuro. É fundamental que você permaneça aberto a ouvir as suas necessidades e perceber as suas transformações diárias porque assim terá a possibilidade de realizar ajustes durante a sua jornada de vida e continuar se desenvolvendo.

Cuide bem da sua saúde, cuide bem de você e seja muito feliz. Todos nós temos problemas e a principal diferença entre o sucesso e o insucesso está na visão de como as pessoas encaram esses desafios. Como falei anteriormente, ganhamos de Deus um lindo presente a cada vinte e quatro horas, esse presente se chama dia! Então brinque, aprenda e aproveite bem o seu presente hoje! Sempre invista com alegria em circunstâncias e momentos que te enchem de energia, prazer e significado! Durante a sua jornada de vida, nunca se esqueça das coisas que realmente são importantes!

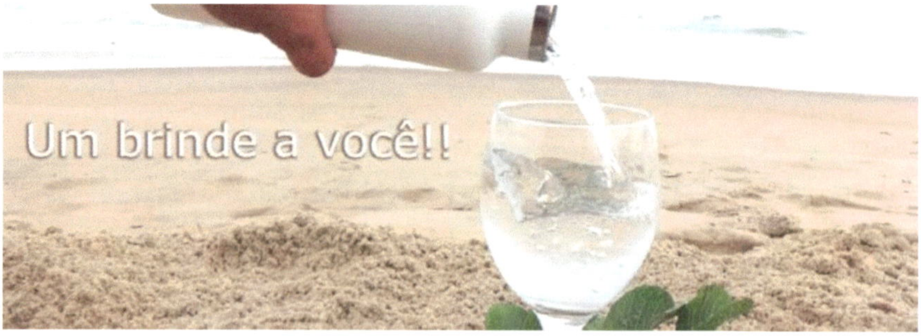

LISTA DE REFERÊNCIAS

1. CENTRAL INTELLIGENCE AGENCY. The World Factbook. Disponível em: https://www.cia.gov/library/publications/theworld-factbook/rankorder/2153rank.html . Acesso em: 13 de fevereiro de 2010.
2. WORLD HEALTH ORGANIZATION. Global health risks: mortality and burden of disease attributable to selected major risks. Disponível em: http://www.who.int/healthinfo/global_burden_disease /GlobalHealthRisks_report_full.pdf . Acesso em: 13 de fevereiro de 2010.
3. GUERRA, E. Qualidade de vida e bem-estar. Disponível em: http://www.eduardoguerra.com . Acesso em: 15 de dezembro de 2012.
4. HOSPITAL A.C. CAMARGO. Introdução sobre o câncer. Disponível em: http://www.hcanc.org.br . Acesso em: 12 de outubro de 2011.
5. AGÊNCIA NACIONAL DE VIGILÂNCIA SANITÁRIA. Ingestão Diária Recomendada (IDR) para Adultos. Disponível em: http://www.anvisa.gov.br/legis/portarias/33_98.htm . Acesso em: 13 de outubro de 2012.

Made in the USA
Las Vegas, NV
03 November 2026

57421604R00217